縮時
睡眠

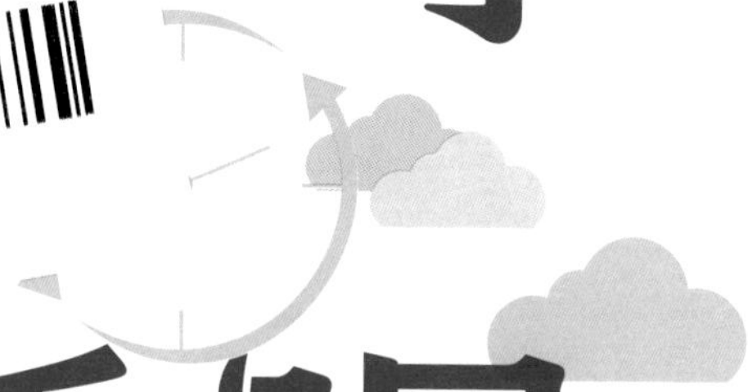

序

「工作忙碌，無法獲得充分的睡眠時間。」

「總是難以入睡。睡眠也很淺。」

「睡眠不足，腦袋總是不清楚。最近也覺得注意力變渙散了。」

「睡再久也無法消除疲勞。總覺得身體很沉重。」

「為彌補平時睡眠不足，休假時常會睡到中午。」

拿起這本書的你，一定也有睡眠方面的煩惱。

現在社會有許多人為睡眠所苦。

或許應該這麼說，就「無法獲得理想睡眠」的意義來看，幾乎所有的現代人都感到相當煩惱。

幾年前，「睡眠負債」一詞入圍日本新語、流行語大獎前十名。意思是睡眠不足日積月累之下，會對身心造成重大損害。

這個名詞的普及化，說明了為睡眠所苦的人有多麼地多。

「每天都很忙，真想在有限的時間內好好睡一覺。」

這可是現在人可說是相當迫切的願望。

當然，不是只要睡覺就好。

同時希望藉由睡得好來改善身體狀況、變得元氣十足、過著充滿活力的生活。也能愉快面帶笑容地工作、提高工作的生產性、想成為精力充沛的商務人士……。

我們之所以追求更好的睡眠，是為了度過更美好的人生。

抱著上述願望翻閱本書的人應該不在少數。

本書所提出的**「縮時睡眠」法**能實現你的願望。

凌晨2點就寢，凌晨5點起床的「縮時睡眠」生活

我現在於東京南青山開設一間名叫「Prosper Beauty」的睡眠改善及姿勢美矯正的沙龍。

本店原是以骨骼矯正為主，藉由調整骨盆等骨骼使身體曲線變美。近年因協助商務人士為主的客戶改善睡眠，受到許多媒體介紹，至今已協助五千人改善睡眠。

至於我本身又是過著怎樣的「睡眠生活」呢？

就寢時間大約在凌晨2點。

起床時間約在4點半～5點半之間。

也就是睡眠時間約3小時左右。

我並沒有在休假時補眠。每天過著睡眠時間3小時的生活，算算已持續約四年了。

雖然只睡3小時，早上起床時卻精神煥發。

非但白天不會想睡覺，接待客人及施術時也能全力以赴。不僅如此，我還受邀到企業的睡眠改善研討會及講座擔任講師，有幸像這次一樣執筆出書，不斷挑戰新的工作。

像這樣，儘管每天工作都很忙碌，不過早晚都有相當充裕的自由時間，也常在工作結束後看兩部電影。

聽到只睡3小時，每天精神奕奕地生活，或許會嚇到不少人。

我想也有些人無法立刻相信。說不定還會認為：「你原本就是屬於短睡者（short sleeper）體質吧？」

然而事情並非如此。

我之所以能過著這種生活方式，**是因為我實踐了本書要向各位介紹的「縮時睡眠」法，在短時間熟睡的緣故。**

以前我的睡眠習慣，跟現在完全不同。

我並不是短睡者。可以的話想睡8小時，時間允許的話甚至會睡上10小時，總之我非常不擅長早起。

話雖如此，由於從事美容相關工作，工作時間無論如何都會加長。尤其是獨立開設沙龍後，不管什麼事都得自己來，無法保證擁有8小時睡眠時間。

每天早上都昏昏欲睡，光是起床就得費好大一番工夫。而且我還是睡回籠覺的慣犯，總是睡到最後一刻才匆匆忙忙換上衣服去上班。每天早上都處在遲到在即的狀態。白天時總覺得昏昏沉沉，無法集中注意力。

到了假日，為彌補平日睡眠不足，我曾睡超過12個小時，最多睡了14個小時之久。

若能靠補眠消除疲勞自是再好不過，可是全身反倒懶洋洋的，頭昏腦脹。不禁感嘆：「真是的，又浪費一天寶貴的假日。」徒留後悔……。

雖然過著這樣的生活，畢竟是從事美容與健康相關工作，當然不能面露疲態接待客人。每天只能一邊揉揉惺忪睡眼，盡可能竭盡全力工作。

說到這裡，相信各位一定會點頭如搗蒜。沒錯，以前的我常為了常見的睡眠困擾而煩惱不已。不僅如此，這樣的生活持續一段時間後，我的身體終於累垮了。

必須設法補救這種狀況。

我開始認真想改善睡眠。我環顧四周，發現周遭有人儘管生活忙碌且睡眠時間短，仍能精力充沛地工作。

只要改變睡眠方法，自己應該也會改變。基於這種念頭，我開始學習腦科學、生理學、解剖學及行動學等，在改善生活的過程中誕生出「縮時睡眠」法。

就這樣，我從根本改善了睡眠，現在一天只睡3小時就能精神飽滿地工作。

現在我使用這套原是為了自身所構思實踐如何「睡得好」的方法，協助客戶改善睡眠。還能像這樣，透過本書跟各位介紹「縮時睡眠」法。

話雖如此，在本書中並不會馬上建議各位：「從今晚起將睡眠時間縮短為3小時吧。」

因為「將睡眠時間縮短」並不是本書的目的。

在本書中，我想跟各位介紹如何在有限的時間內提高睡眠品質的實際方法。睡眠品質提升之後，睡眠時間當然就會縮短。有些人像我一樣睡眠時間縮短成3小時，也有些人的睡眠時間縮短為4小時半～5小時。

無論如何，只要提升睡眠品質，就能提升注意力，工作效率自然也會急遽提升。早點完成工作，自由運用的時間也會隨之增加。

不僅全身充滿活力，私人時間也變得充實。你可以開始新的休閒興趣，或是挑戰新的工作。

實際上，學習並實踐「縮時睡眠」的客戶們開始挑戰新事物的機率相當高。

我常聽到客戶跟我反應說：「我開始接觸從以前就有興趣的高爾夫球」、「我讀了不少書」、「我利用晨間時間執筆並出書」等，也有人轉職到截然不同的行業，當中甚至有人前往國外從事新工作。

提高睡眠品質就能改善身體及心理狀態，同時也能提升工作效率。甚至有改變人生的重大意義。

「縮時睡眠」讓睡眠品質一百八十度大改變

話說什麼是「縮時睡眠」呢？下面就為各位簡單介紹其概念。

首先，先來談定義：

所謂「縮時睡眠」，是指入睡後在30分鐘內進入最深度的「非快速動眼睡眠狀態」，能維持一定時間深度睡眠狀態的睡眠。

由於夾雜一些專門用語，或許有些不好懂。

簡單來說，縮時睡眠的介紹如下。

上床後立刻進入深度睡眠，並持續維持深度睡眠。

如此就能在短時間內徹底維持深度睡眠的睡眠法。

一般而言，據說人進入深度睡眠所需時間約90分鐘。

而「縮時睡眠」法的速度比一般快上3倍，也就是30分鐘內就能進入深度睡眠。短時間內進入深度睡眠的結果，反倒比睡眠時間冗長更能讓身體放鬆，還能讓頭腦順利運作，進而提高工作效率，讓你過上元氣十足且充實的生活。此即「縮時睡眠」的目標。

這裡要介紹的重點是「深度睡眠」。

覺得自己「睡不飽」的人，原本就沒有充分進入深度睡眠。詳細內容將在本篇說明，現代人的生活充滿許多妨礙深度睡眠的原因。**處在淺眠狀態下，睡得再久也不會消除疲勞。**

此外，即便是能進入深度睡眠的人，若進入深度睡眠花的時間長，整體來看睡眠時間也會隨之拉長。

擁有良好睡眠重要的不是時間，而是「品質」。

現在使用智慧手機的APP之類的工具，就能簡單測量睡眠的深度。

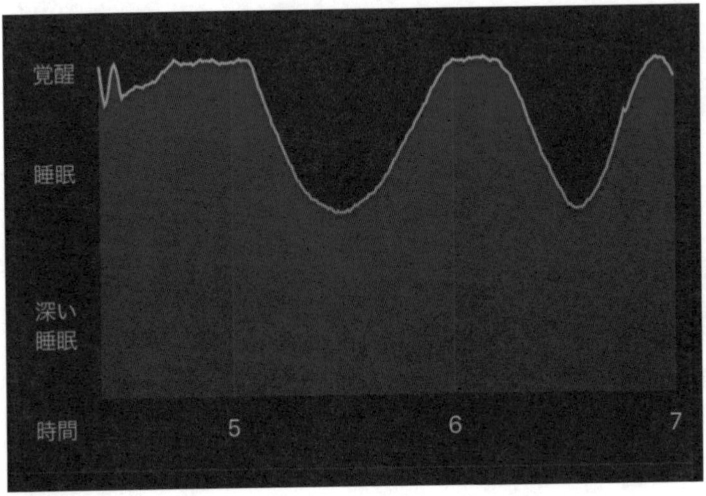

這裡圖表是透ＡＰＰ「Sleep Cycle」所測得的深度睡眠曲線圖。

首先，上圖是我的客戶Ａ先生進行睡眠改善前的睡眠曲線圖。一看就能清楚明白，從他就寢到清醒為止，整體曲線維持淺眠而推移。說他「幾乎沒有睡」也不為過。

其次是左圖。這是我個人的睡眠曲線圖。相信各位一眼就能看出我跟Ａ先生的睡眠曲線圖的差異。

就寢後馬上就進入最深度的睡眠。而且一直維持深度睡眠，正好形成倒梯形曲線。

順帶一提，**若是入睡後在30分內就進入最**

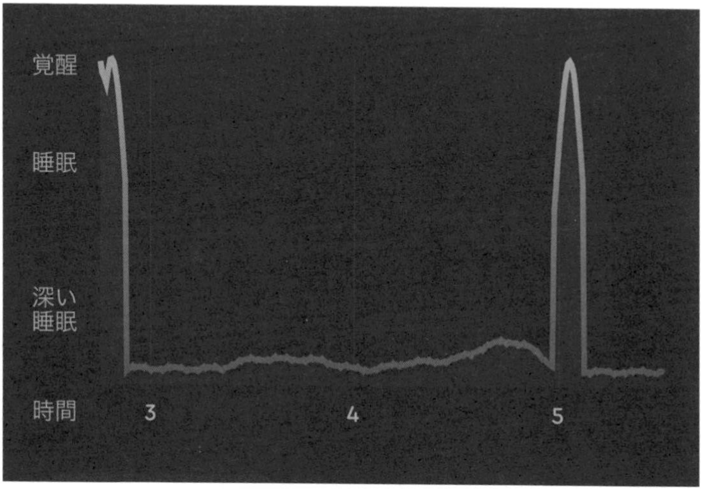

深度的睡眠並持續維持，就是高品質睡眠。

就我的情況而言，入睡後約8～10分鐘即可進入最深度睡眠。曲線圖一開始出現的急速下降曲線即可說明這點。

看過這2張曲線圖的人大多會驚訝地說：「兩者竟有這麼大的差異！」

我再重複一遍，以前我也常為睡不好而感到煩惱。跟A先生一樣，正因無法進入深度睡眠，睡眠時間才會拉長，睡再久也無法消除疲勞。

而現在，我已經能在短時間內順利進入深度睡眠。

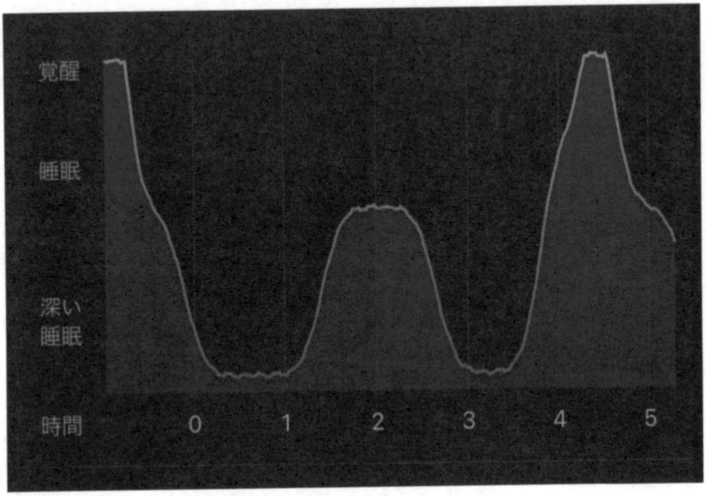

後來A先生在學習並實踐「縮時睡眠」後，睡眠品質也產生了極大的變化。上圖為睡眠改善後的A先生睡眠曲線圖。

如前所述，「縮時睡眠」是任何人都能實踐的睡眠法。

而且不需特地做些高難度或特別的事。具體方法會在書中為各位詳細介紹，比方說，做些簡單的按摩及伸展操、用毛巾做成舒適的枕頭等，透過這些改善現實生活的簡單小事的日積月累，就能擁有理想的睡眠。

因此在閱讀本書時，如果看到「我也能輕鬆實踐」的部分時，請務必馬上試試看。不需勉強，只要一邊實踐能做到的事，一邊翻閱本書就行了。

「我想過著心情舒暢、精神飽滿的每一天。」

「我想挑戰新事物。」

「雖然忙碌，也想擁有更多的自由時間。」

提高睡眠品質就能實現上述願望，踏出讓人生變得更充實的第一步。

若能幫助各位讀者藉由本書輕鬆愉快地學習，並實踐改變人生的「縮時睡眠」法，將會是筆者的榮幸。

2019年9月　　睡眠治療師　松本美榮

② 使血液循環變好

當肌肉放鬆血液循環就會變好，使副交感神經處於優位。經適度放鬆舒緩的身體能快速進入深度睡眠。血液循環在打造「好入睡體質」上扮演相當重要的角色。

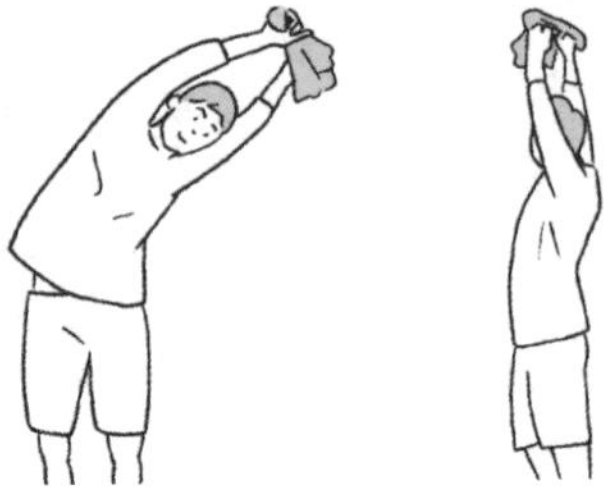

書中會介紹改善血液循環的簡單伸展操等。

③ 調整睡眠環境

睡眠品質與睡眠環境（寢室狀態）有著密切的關係。比方說若枕頭底下積滿灰塵，呼吸就會變淺，無法進入深度睡眠。另外，重新評估寢具、寢室溫度、香氛等小地方，也能大幅提升睡眠品質。

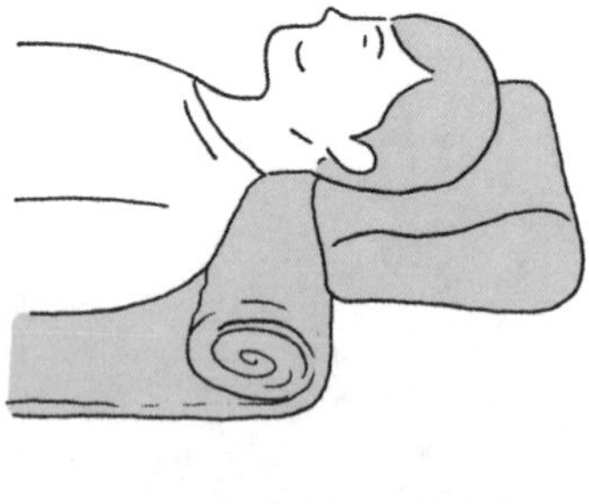

書中會介紹各種打造舒適睡眠環境的方法。

何謂「縮時睡眠」法？

什麼是「縮時睡眠」？

入睡後30分鐘內進入最深度的「非快速動眼睡眠狀態」，能維持一定時間深度睡眠狀態的睡眠。

「縮時睡眠」法的三大要素

「縮時睡眠」法是藉由執行以下3點，進而快速進入並持續維持深度睡眠的睡眠法。

① 消除腦疲勞

如字面所述，腦疲勞指的是大腦疲勞。一旦大腦疲勞，自律神經的機能就會下降，無法進入深度睡眠。

造成腦疲勞最主要的原因是「眼睛疲勞」及「過度壓力」。消除上述原因成了「縮時睡眠」的一大重點。

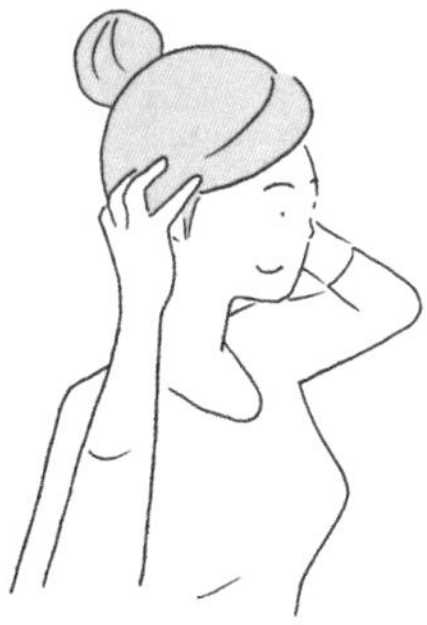

書中會介紹消除眼睛疲勞的按摩法及紓解壓力的訣竅，幫助消除腦疲勞。

《縮時睡眠》目次

第1章 改革你對睡眠的意識

第2章

如何打造短時間內完全消除疲勞的「熟睡腦」

第3章 如何打造30分鐘內進入深度睡眠的好入睡體質

第4章

使睡眠效率最大化 調整睡眠環境的方法

第5章

大幅提升睡眠「品質」的11個習慣

卷末附錄

為了實踐並持續「縮時睡眠」

第 1 章

改革你對睡眠的意識

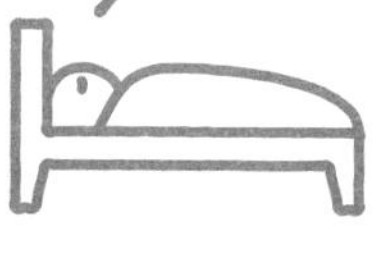

被詢問「什麼時候睡覺？」的成功人士

「拿破崙一天只睡3小時」是眾所皆知的軼事。

雖然並不清楚這件軼事究竟哪部分是事實，哪部分是傳說，不過一天僅睡3小時，擬定天才般的戰略，運用戰術連戰連勝，的確很像名留青史皇帝的作風。

此外，發明家愛迪生也認為睡眠不過是浪費時間。

據說他的平均睡眠時間為4～5小時。

現代也有許多以睡眠時間短而聞名的知名人士。

舉例來說，軟銀集團孫正義會長的睡眠時間為3～4小時；美國的唐納・川普總統睡眠時間也是3～4小時。

順帶一提，美國前總統巴拉克．歐巴馬的睡眠時間為6小時。雖然不算短，但以忙碌的人來說算是標準了。

其他諸如日本藝人明石家秋刀魚、漫畫《航海王》的作者尾田榮一郎等人，據說他們的睡眠時間也只有約3小時。

不光是知名人士。

最近，也有愈來愈多商務人士在凌晨4點或5點等清晨的時間起床，從事學習會、讀書會、語言學習等「朝活」。

而在經營者當中，亦以維持早起習慣者居多。

常聽到這些經營者會去早晨開始營業的健身房，或是相約去打高爾夫球等。

此外，我有時會受邀舉行演講，也有不少經營者團體一早就召開早餐會兼聚會。

睡眠重「質」而非重「量」

相信在你的周遭也有不禁讓人好奇「究竟何時睡覺？」的人吧？

他們可能興趣廣泛、能力出眾，總是得處理一堆工作、除了公司之外還身兼副業、兼顧家事及育兒……等，過著相當忙碌的生活。

看起來似乎也沒時間能夠好好睡一覺。實際上，他們也坦承睡眠時間相當短。

然而，旁人卻完全感覺不出他們睡眠不足。看起來總是精神飽滿，相當開心。倒不如說，每次見到他們自己也會獲得能量。你的周遭是否也有這類人呢？

舉凡短時間睡眠的成功人士、平時忙得連睡覺時間也沒有，卻精力充沛的人，因為有這類人存在，告訴我關於睡眠單純確實的事實。

那就是……

良好的睡眠最重要的不是睡眠時間，而是睡眠品質。

即使睡眠時間再短，只要提升睡眠品質，就能消除疲勞，過著精神飽滿且高效率的生活。

相對的，若睡眠品質降低，即便長時間睡眠，也會產生「無法消除疲勞」、「總覺得睡不飽」、「注意力渙散」、「身體狀況很糟」等煩惱。

POINT

睡眠的好壞取決於「品質」，而非量。

「睡滿8小時」是正確的嗎？

我在序當中有提到，睡眠不足是現代人的一大煩惱。甚至連「睡眠負債」這一恐怖名詞也成了流行語。

那麼，要改善睡眠究竟該怎麼做才好？每當提到這點，主要談論的就是睡眠時間。

「為了維持健康，人所需的充足睡眠時間是幾小時？」成了必問的問題。

關於這個問題眾說紛紜。

最常聽到的是「人一天必須睡足8小時」，這是自古以來的說法。

人類的睡眠時間是以90分鐘一循環為標準，因此有說法認為90的倍數7小時半是最適當的睡眠時間。

還有其他說法：雖然睡7～8小時的人大多較為健康，但也有資料顯示睡9小時的人較不健康，這個問題在研究睡眠的學者之間至今仍議論不斷。

關於這類專門性議論，一旦介紹就會沒完沒了，需要另外花一本書的篇幅來介紹。

專家的詳細研究在改善睡眠上極具參考價值，當然必須要尊重。

話雖如此，在現實生活中，想獲得更好睡眠的我們不該隨這些議論起舞，必須要好好研究。

懷疑坊間所謂的「睡眠常識」

這句話是什麼意思呢？首先，諸如「人需要睡足8小時」或「睡7小時半最適當」等說法，說到底都是基於觀察許多人所得到的標準資料提出的。

換句話說，若能獲得品質比標準睡眠時間還高的睡眠，那麼關於睡眠時間的常識未必就是正確的。

此外，假使人必須睡足8小時是正確的，現實生活中能否睡足8小時也是一大問題。**在每天忙碌的生活中，想要維持8小時的睡眠並不容易。有鑒於這樣的現實，我們必須得改善睡眠。**

實際上，我的客戶們在學習並實踐「縮時睡眠」後，睡眠時間有悖於需睡足7～8小時的常識，縮短為5小時或3小時。

在我沙龍的畢業生所組成的LINE群組中，每天早上5點左右，大家便陸續上線道早安及打招呼。

而且不光只有睡眠時間縮短。他們紛紛跟我報告睡眠改善讓生活品質變得更好了。

「工作效率提高了。」

「注意力提升了。」

「心理狀態變積極了。」

「身體反倒比起以前睡得久時輕鬆許多。」

諸如此類。

縮時睡眠的效果 不只有助於深度睡眠

特別是開始實踐「縮時睡眠」法後，最先切實體會到的就是白天注意力的變化。

集中注意力需要能量，若腦的狀況差，就無法集中注意力。

睡眠經過改善，進入深度睡眠後，不僅工作時能夠集中注意力，也能感受到下決斷的速度加快，因此也能減少延後決斷的情況。

任何工作都是各種決斷的累積，判斷的速度會影響工作的生產性，所以睡眠改善能提升工作效率。

另外也有這樣的例子。

經營公司的客戶B先生年紀50幾歲。除了睡眠問題外，他也為溝通問題所困。

首先，他與父親感情不睦，與公司員工之間也產生隔閡，無法順利溝通。

睡眠問題與心理問題密切相關，任誰在睡眠不足時都會無精打采。此外，也很容易為了芝麻小事感到不開心，對心理狀態有不良影響。

B先生的睡眠問題影響到他與家人及部下之間的溝通。

而在實踐「縮時睡眠」法後，B先生開始產生極大的變化。最明顯的變化就是笑容增加了。相較於初次見面時，他彷彿變了個人似的總是笑容滿面。

而他在溝通上的態度也伴隨著表情變化有所改變。

截至目前為止，B先生總是習慣先「否定」他人，現在則會先聽對方的說法，有耐心傾聽他人的意見。

「縮時睡眠」法能消除腦疲勞的原因在於能擴充腦容量，才會出現這種效果，這在下一章將會詳細介紹。

結果，B先生與父親感情變好，員工也愈來愈常跟他搭話，彼此的距離更靠近了。

睡眠改善帶來的影響不光只有提升注意力與生產性。**良好的睡眠能打造良好的精神狀態。因為睡得好能促使人對工作及人生的態度變得積極，說誇張點，就是能放大活著的喜悅，豐富人生。**

此外，不光是自身，也會帶給周遭人正面影響。

這種變化並非由「睡得久」，即遵照一般「睡足8小時」等的常識，而是可提高睡眠品質的「睡得好」所引發的——這點希望各位能夠理解。

POINT

提高睡眠品質會對人生帶來正面影響。

對「黃金時間」、「灰姑娘時間」的誤解

關於睡眠時間的「常識」，相信大家常聽到「黃金時間」一詞。常言道：「晚間10點～凌晨2點是睡眠的黃金時間，可獲得最優質的睡眠，所以要盡可能在這個時間睡覺。」

從美容的觀點來看，晚間10點～凌晨2點的時間帶也被稱作「灰姑娘時間」。在這段時間睡眠能促進生長激素分泌，對肌膚狀況等的美容帶來最大的影響。也就是，「灰姑娘時間」能養顏美容。

而關於「黃金時間」、「灰姑娘時間」，在學者之間也議論紛紛。本書的任務並非詳細

介紹這部分的議論。

不過在專家之間也有不少看法認為：

「其實『黃金時間』、『灰姑娘時間』根本是無稽之談。」

這是我想告訴各位的事。

比起就寢時間帶，重要的是如何迅速進入深度睡眠

順帶一提，睡眠改善前的我一直為消不掉的黑眼圈所苦，睡得再久都消不了。

我的客戶當中也有人為黑眼圈所苦，相信有不少讀者也一樣。

我想有黑眼圈的人一定能感同身受，一旦出現黑眼圈，周遭人就會對你投以「很累吧」的眼光，相當難受。

不管身體實際狀況如何，旁人總會擔心地問道：「你是不是很累？」、「你看起來很沒精神。」

像這樣長年困擾我的黑眼圈，在我實踐「縮時睡眠」法改善睡眠之後，竟然完全消除了。

就連皮膚狀況也明顯改善。以前得運用化妝技巧設法遮蓋，現在我已經不用上粉底。

如前所述，我都在2點時睡（老實說，有時看電影看得太入迷也常3點半才睡……），沒有在「灰姑娘時間」就寢。儘管如此，由於睡眠品質的提升，在美容方面也能感受到大幅改善。

至少根據我自身的經驗以及客戶們睡眠改善的實際情況來看，我認為沒必要堅持「黃金時間」及「灰姑娘時間」。

話雖如此，入睡後能在早期階段進入深度睡眠才是最重要的，這也是經驗之談。

為了讓身體分泌生長激素，使身體疲勞恢復、整理大腦，最重要的就是入睡後最初到

達的深度睡眠。

若是到了即將起床之際才進入深度睡眠的狀態，就不能算是良好的睡眠。

正因如此，「縮時睡眠」法才會以**「入睡後30分鐘內進入最深度的『非快速動眼睡眠狀態』，能維持一定時間深度睡眠狀態」**為目標。

因此，若是旨在重視入睡後的睡眠，而非堅持「晚上10點起」時間帶的「黃金時間理論」，我也贊成。

這可說是「縮時睡眠」法欲達成的目標。

POINT

重要的不是何時就寢，
而是如何快速進入深度睡眠。

「睡眠負債」一詞只會徒增壓力

前面已多次提過，「睡眠負債」一詞在一般大眾之間已廣為人知。

睡眠不足日積月累下，不但身體狀況變差，連心理狀態也會惡化。增加罹患憂鬱症、癌症、失智症等疾病的風險。

根據資料顯示，有「睡眠負債」的人似乎不長壽……。

在有關睡眠的話題當中，這類恐怖的話也逐漸成為一種常識。

這樣的情況本身並不是件壞事。讓更多人有鑒於這種情況及「睡眠負債」一詞察覺自己的睡眠有問題，自覺有改善的必要，我認為是件很棒的事。

「睡眠時間短≠負債」

不過，我認為「睡眠負債」一詞的流行也帶來相當大的負面影響。

睡不好的狀態一直持續下去，當然會對健康造成極大的風險，這點毋庸置疑。

問題是，當「睡眠負債」蔚為話題時，幾乎大部分的人都是站在睡眠時間不足的觀點來談論。認為睡眠時間不足變成「負債」，不斷累積。

然而事實上，**「良好的睡眠最重要的是睡眠品質，而非睡眠時間」**，不是只要睡眠時間足夠就不會有問題。反過來說，「睡眠時間短≠負債」。

有的人能熟睡5小時，也有的人即使睡了8小時仍沒進入深度睡眠。每個人情況各不相同。

儘管如此，卻只有「必須睡足8小時」、「睡不到7小時很危險」的觀念隨著「睡眠負債」的流行而增強。

真正可怕的是「必須多睡點」的壓力

可是，壯年世代及忙於育兒的人等無法取得所謂充足的睡眠時間。這樣的結果會如何？——只會產生「怎麼辦，不多睡就會累積睡眠負債」的壓力。像這樣產生的壓力會對健康造成風險。不是睡眠負債，而是「睡眠負債壓力」對健康產生負面影響。

不僅如此，壓力也是降低睡眠品質的原因之一。過度擔心睡眠負債，反倒因壓力降低睡眠品質，根本是本末倒置。

只要能熟睡，睡眠時間短也沒問題

C先生曾參加我的睡眠改善講座。

他在法國工作，長年來一直為睡眠所苦，碰巧回日本一趟，就來我舉辦的講習會聽講。

C先生的煩惱與一般「忙到沒辦法獲得充分睡眠」有些不同。他的問題是睡3、4個小時後，無論如何都會醒來。

他說：**「再怎麼說睡眠時間實在太短，對身體也有害，所以會勉強自己睡足5小時，但就是睡不著……」**

由於「睡眠負債」成了一大問題，當然就會出現跟C先生一樣煩惱的人。

然而，我詳細詢問C先生平時的生活習慣後，得知一件讓人感興趣的事。原來C先生一直以接近「縮時睡眠」的理論、睡眠容易變短的生活模式生活。

此外，雖然他只睡3～4個小時，卻從沒出現過身體狀況變差，或是白天想睡覺等情況。

從結論來說，我告訴他：「你的睡眠時間短卻睡得很沉，已獲得充分的睡眠。沒有出現任何問題，無需太擔心。」換句話說，C先生在無意識中實踐了「縮時睡眠」法。

C先生因為這件事非常感謝我。

他說：「截至目前為止，我一直認為自己睡眠異常。先入為主地認為應該睡久一點才行。聽完松本小姐的話後，終於可以屏除這種臆測，讓我放鬆了許多。」

在那之後，C先生終於可以放心地只睡3小時，凌晨約4點起開始工作，及早完成工作後，他利用白天大家工作的時間與人碰面，或是觀賞舞台劇等，過著優雅的生活。

C先生的情況屬於相當極端的事例。

話雖如此，有關睡眠的常識，特別是關於睡眠時間的臆測，有時反而會帶來弊害。同時這個事例也讓我們了解到，**只要屏除「必須睡足〇小時」的臆測，就能踏出睡眠改善的第一步。**

POINT

「必須睡足〇小時」這類臆測會降低睡眠品質。

「縮時睡眠」法的目的並非短時間睡眠

關於屏除臆測，還有一點要告訴各位。

那就是，抱著「縮短睡眠時間」的心情來改善睡眠，也不會順利。

「我尊敬的孫正義先生一天只睡3小時。好，那我也要以只睡3小時為目標！」這種心態我並不推崇。

睡眠時間縮短是睡眠改善結果的副產物

如前所述，「縮時睡眠」是以**「入睡後在30分鐘內進入最深度的非快速動眼睡眠狀**

態，能維持一定時間深度睡眠狀態的睡眠」為目標。「縮時睡眠」是提高睡眠品質、讓人睡得更好的睡眠法，目標是讓人生變得更美好。

實踐縮時睡眠的所有客戶，其睡眠時間確實都縮短了。不過，這終歸只是睡眠品質提升後所得到的結果。睡眠品質提升後，也有人像我一樣睡眠時間縮短為3小時，也有人縮短為5小時，有的人則以6小時睡眠為最佳，因人而異。

無論如何，學會了「縮時睡眠」後，各位就會找到最適合自己的睡眠時間。不僅提升效率，心理狀態也變得更積極，過著不斷挑戰想做的事的人生。

最重要的並非沒頭沒腦地以短時間睡眠為目標，而是先逐一實踐生活改善，以提高睡眠品質。

那麼，具體而言該怎麼做才好呢？從下一章起，將詳細介紹「縮時睡眠」法。

POINT

將短時間睡眠當作是提升睡眠品質後得到的報酬。

第 2 章

如何打造短時間內完全消除疲勞的「熟睡腦」

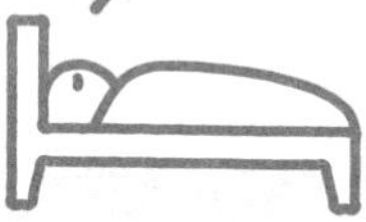

無法消除疲勞
不是因為身體，而是大腦疲倦

「縮時睡眠」是在入睡後馬上進入深度睡眠並維持此一狀態，藉此達到高品質睡眠的方法。實踐後不但能提升工作效率，促進積極進取的心態，還能增加自由時間等，大幅改變你的人生。

從本章起就要向各位介紹如何實踐「縮時睡眠」法，以及該如何具體改善生活。

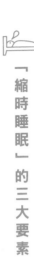

「縮時睡眠」的三大要素

一開始先從基礎談起。「縮時睡眠」，亦即高品質的睡眠究竟具備哪些要素呢？

最重要的有以下三項要素：

1 消除大腦疲倦
2 改善血液循環
3 調整睡眠環境

為了達成以上三點，「縮時睡眠」法會從腦科學、解剖學、行動學等角度切入。**這三大要素是高品質睡眠的必備要素。反過來說，若這三項要素出了問題，就會降低睡眠品質。**

事實上，當腦疲勞囤積時，就無法進入深度睡眠。血液循環變差的話，不僅很難消除腦及身體的疲累，身體也無法放鬆，很難進入好入睡的態勢。

此外，若寢室的狀態、枕頭等睡眠環境沒有整頓好，呼吸就會變淺，身體也會出現疲痛，睡眠時就不能好好放鬆。

這三大要素當中，本章所介紹的「腦疲勞」是思考現代人的睡眠時，非得先解決不可的嚴重問題。

本章當中，將會介紹消除腦疲勞的方法。

大腦疲累時會出現跟身體疲累時相同的症狀

大多情況下，為睡眠所苦的人都會感覺到慢性疲勞。

總覺得身體好沉，腦袋無法運作。

即使睡覺也無法消除疲勞。

早上一起床馬上就覺得「好累喔」。

出現上述情況的人應該不在少數吧。

難道是現代人身體過度操勞嗎？儘管感到疲憊不堪的人很多，卻跟身體過度操勞無關。在現代社會，體力活的工作已逐漸被機器取代，反倒是坐辦公桌、鮮少活動筋骨的工作增加了。

此外，尤其是患有嚴重慢性疲勞的人，現實情況是以一整天盯電腦的辦公室工作者，又以沒有運動習慣者居多。睡不好的人也是屬於此一類型。

倒不如說，有適度活動身體習慣的人大多能熟睡。

明明沒有讓身體過度操勞，為什麼卻感到如此疲憊？原因就出在腦疲勞。

其實根據腦科學的研究，得知當大腦疲累時，會出現與身體疲累時相同的症狀。

諸如用腦為主的事務作業及服務勞動、久盯電腦及手機造成用眼過度、對人關係及工作責任所產生的壓力……等，商務人士的日常生活充斥著使大腦疲累的要素。

在疲累的大腦中，交感神經會活化。交感神經處於優位狀態時，也就意味著大腦處於無法放鬆、持續緊張的狀態。

這原本是睜開眼醒來後活動頻繁時的大腦狀態。

相反地，**當副交感神經處於優位時表示處於放鬆狀態，是最適合睡眠的狀態。**

大腦疲累的人，會維持交感神經處於優位的緊張狀態。

在這種狀態下睡覺時會如何？

不用說，當然無法進入深度睡眠。

因為腦疲勞會使睡眠變淺，是降低睡眠品質的原因之一。

不僅如此。大腦在低品質的睡眠下無法消除疲勞，這也是事實。

因此淺眠的人大腦無法在睡眠中恢復疲勞。

換句話說，**腦疲勞會降低睡眠品質↓低品質的睡眠會促使腦疲勞囤積↓結果睡眠品**

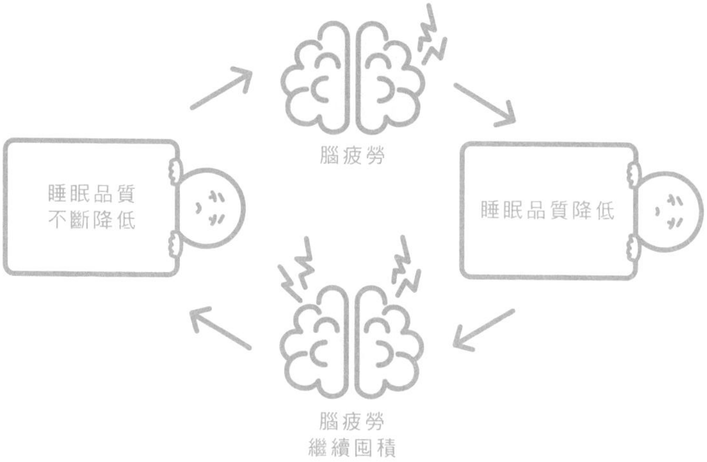

腦疲勞所引起的惡性循環

質不斷降低……，產生上述惡性循環。

當大腦疲勞就不能頻繁運作

明明運動量少身體卻覺得很沉，是腦疲勞所致，這在剛剛說已經說明過。

大腦處於疲勞狀態時，表示人類的身體處在危機狀態。

大腦覺得需要休養時，就會進入「節能模式」狀態。藉由降低全身的活動量來恢復大腦。因此大腦會對全身下達「不要頻繁活動」的指令。

這就是出現身體沉重慵懶、白天想睡

等症狀的原因。

此外，有時也會喪失積極性，失去對事物感興趣、挑戰新事物的積極態度。

想當然爾，這也是受到大腦下令對生活的一切採取「節能模式」所致。

如上所述，腦疲勞是降低睡眠品質最主要的原因之一。為了睡得好，就得徹底消除腦疲勞。

話雖如此，我想幾乎所有人都沒有想過要消除大腦的疲勞吧。

究竟如何才能消除腦疲勞？下面將具體說明方法。

POINT

腦疲勞不僅會降低睡眠品質，也會妨礙日常生活的一切活動。

腦疲勞囤積時頭會變大變重

腦疲勞囤積的人，會出現外觀可見的身體症狀。

那就是頭會變得肥大且重。

因為腦顱變大的緣故。

這是我在自己的沙龍幫客戶施術時實際體會到的。

或許各位很難馬上相信頭會變大變重。

不過顱骨是由數塊骨頭組合而成，因此形狀會改變。

當老廢物質囤積時，就會從內側壓迫顱骨，使頭部變大。

腦疲勞使頭部變大的原因

腦顱之所以會肥大化，是因為腦疲勞造成腦內血液循環及腦髓液循環不良，使得老廢物質囤積所致。

當然，頭並不會突然變大幾公分，因此乍看之下也看不出來。

不過另一方面，由於頭部脹大，馬上就會感受到頭皮變硬。

相信有不少人都確實感受到「壓力累積時頭皮就會變硬」。當然也會感覺到頭痛及頭部變沉等自覺症狀。

從事寫手工作的客戶E先生說，每當截稿日重疊或是壓力累積時等，「會覺得當天帽子及眼罩戴起來特別緊」，這也是腦顱肥大所造成的。

除了腦疲勞，老化也會造成頭部肥大化。這是因為長年來老廢物質不斷囤積所致。

比較同一人年輕時與現在的照片，總覺得看起來變矮胖了。**當然，雖然有不少人體重隨著年紀增長而變重，但其實頭部微妙變大影響體型印象的情況也很多。**

年輕時體型削瘦的演員，隨著年紀增長被稱為泰斗後，外貌也相應變得極具威嚴，這不光是體型的變化，亦與腦顱肥大有關。

從美容的觀點來看，有不少女性以「小臉」為目標勤於化妝美容。不過依照現況看來，一般人尚未意識到年齡增長及壓力會造成頭部變大。

顱骨按摩能有效消除腦疲勞

無論如何，若對壓力及腦疲勞視若無睹的話，老廢物質就會囤積在腦部。**甚至會傷害**

腦部神經細胞。

因此，為了消除腦疲勞，必須按摩顱骨使腦髓液的循環順暢，帶走老廢物質。

下面介紹的腦顱按摩，是將我在沙龍所施行的正統腦顱矯正按摩簡化成任誰都能輕鬆實施，可獨力進行的按摩。

在沙龍施術時，我會先矯正頭部右側，然後拍照給客戶看。客戶看了照片都會驚訝地說：「頭部右側真的變小了！」

我也常聽到客戶反應說，施術後，覺得平時戴的帽子變鬆了。

那麼究竟該從哪個部位、如何進行按摩呢？在下一篇我會具體解說。

POINT

有「頭皮變硬」、「帽子變緊」等自覺的人，
就要意識到該消除腦疲勞。

大幅紓解腦部緊繃的顱骨按摩

下面就來介紹在工作之餘，自己就能簡單進行的腦顱按摩詳細按摩方式。
請依照以下三個步驟進行腦顱按摩。

1 側頭部按摩

一開始先從側頭部開始按摩。
以手掌根部的「掌底」按壓耳上約2公分處，以轉動方式按壓6~10次。
腦部有老廢物質囤積的人，按壓這個部位時常會覺得疼痛。
同時也會覺得很舒服。不要太用力，以「痛得很舒服」的力道來按揉。

2 側頭部整體按摩

接著豎起大拇指以外的四根手指，按摩整個側頭部。同樣也是以感覺舒服的力道按摩。

用手指按摩時，可能會感覺到各處有凹凸不平或是發現觸感柔軟的部分。

這些都是老廢物質囤積或出現血液循環不良的部分。最好仔細按揉。

3 頭頂部按摩

最後是頭頂部。

用五根手指在頭頂處一邊慢慢旋轉一邊用力按壓，然後放鬆。接著再用力按壓，然後放鬆。

如此重複6～10次。

如同按壓幫浦般，使整個頭部的血液循環變順暢。

紓解腦部緊繃的腦顱按摩

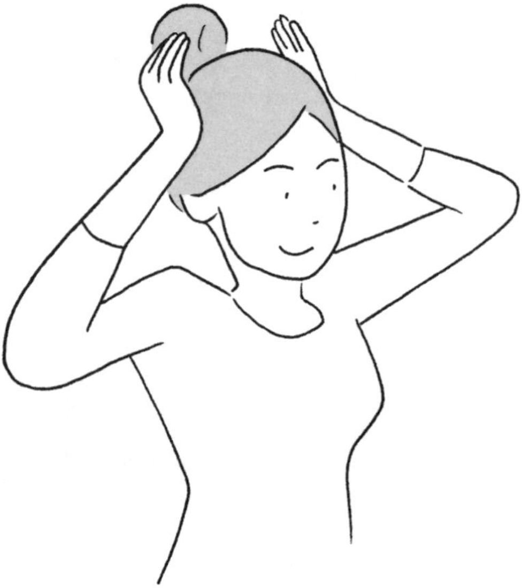

1

以手掌根部（掌底）旋轉按揉
耳上約2公分處約6～10次。

3

用5根手指在頭頂處邊慢慢旋轉
邊用力按壓，然後放鬆。如此重
複6～10次。

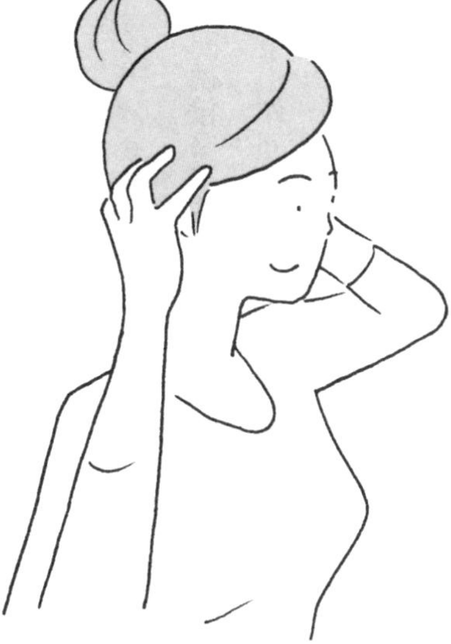

2

豎起大拇指以外的4根手指按摩整個側頭部。

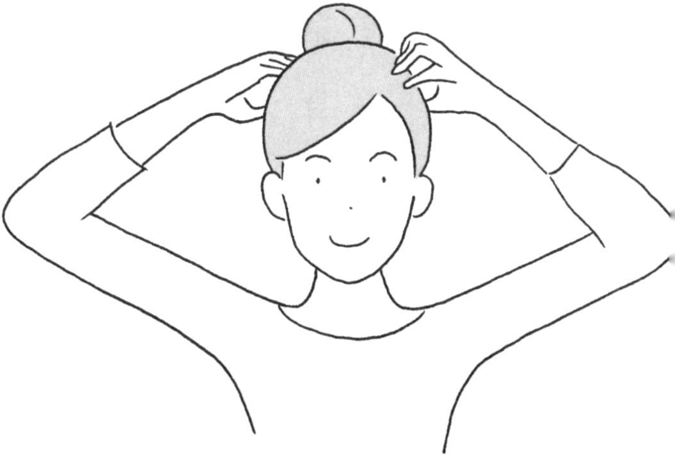

在工作之餘也能做腦顱按摩

這種按摩全套做完不用5分鐘。相當簡單，隨時隨地都能按摩。**推薦在工作之餘的休息時間做按摩。你會明顯感覺到疲憊沉重的頭部突然變得輕鬆且清晰。**

結束工作回到家後，也可以做按摩來消除一整天的疲憊。當然，一天多按摩幾次也沒問題。

做完這套按摩後，不僅頭部感覺變輕鬆，連疲憊的眼睛也會變得炯炯有神。

此外，也有客戶在按摩後看鏡子說「臉明顯變年輕了」。可見腦部煥然一新後，連帶也會影響表情。

POINT

腦顱按摩隨時隨地都能做。
覺得疲累時可以頻繁進行按摩。

眼睛疲勞表示腦部疲勞

消除腦疲勞的必須要素之一，就是消除「眼睛疲勞」。

請注意，這裡所說的眼睛疲勞與單純的用眼疲勞並不相同。

長時間閱讀後感覺眼睛乾澀，屬於用眼疲勞，只要讓眼睛休息就能治好。

那麼什麼是眼睛疲勞呢？即眼睛所導致的腦及神經疲勞。

其實眼睛是與大腦關係極為密切的器官，甚至有「外露的大腦」之稱。視神經到眼球也被稱作腦的一部分。

在現代提到「辦公室工作」，幾乎都是指電腦作業。

長時間盯著電腦及手機看，眼睛當然會覺得疲勞，不過疲勞的不只是眼睛。**超過3小時**

以上暴露在藍光下，持續受到光線刺激的視神經以及腦部都會覺得疲勞。

相信許多人都有所領會，長時間從事電腦作業時，注意力會逐漸降低。不僅作業的速度變慢，甚至會突然發現自己在放空，不經意地盯著與工作無關的網站看。

最後就會陷入「腦袋怎樣也無法運作，無法繼續工作」的狀態。

在這種狀態下，不光是眼睛，甚至會藉由視神經影響腦部，導致腦部也疲憊不已。

感覺疲勞的同時，在這種狀態下視神經及大腦也會呈現興奮狀態。這是因為長時間對光線刺激持續做出反應的緣故。

若維持這種狀態上床睡覺，想讓神經冷靜放鬆得耗費相當長的時間。常聽人說最好避免在晚上就寢前看手機或是從事電腦作業，其原因就在於此。

POINT

眼睛是「外露的大腦」，切記眼睛疲勞即表示大腦疲勞。

熱敷眼部能改善血液循環

雖說「長時間電腦作業會使大腦疲累」，不過從事辦公室工作為主的人每天無論如何都得進行數小時的電腦作業，眼睛很難不疲勞。

這麼一來，就必須設法消除囤積的眼睛疲勞。

消除眼睛疲勞的兩種方法

想要消除眼睛疲勞，重點在於血液循環。

使全身血液循環變順暢的方法會在下一章詳述，這裡要介紹的是使眼睛及其周邊血液循環變順暢的方法。

只要改善眼睛的血液循環，就能恢復眼睛疲勞，抑止視神經及大腦的興奮狀態。

想讓眼球、視神經及腦部的血液循環順暢，我推薦以下兩種方法。

1 — 熱敷

2 — 按摩穴道

不光是眼周，也要熱敷後頭部

首先，先從第一種方法熱敷眼睛開始介紹。

最近，熱敷眼睛作為放鬆手法逐漸廣為人知。由於一次性熱敷眼罩可就近在藥局及超商購買，相信不少人都有使用過。

對消除眼睛疲勞及安眠有效的穴道

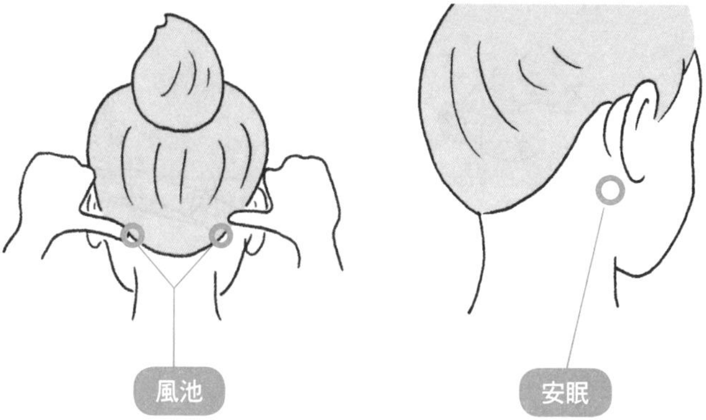

市售的熱敷眼罩固然方便，但這裡還是推薦使用厚質臉部毛巾做的蒸毛巾熱敷法。

將浸濕擠乾的毛巾放到微波爐加熱約1分鐘，就能輕鬆完成蒸毛巾。

只要將蒸毛巾放進塑膠袋，放在衣服上熱敷時就不用擔心會弄濕衣服。

使用蒸毛巾先熱敷後頭部的髮際。

各位或許會很意外，不是先敷在眼睛上嗎？當然之後也會熱敷眼睛。不過首先請將熱毛巾敷在後頭部的髮際上（注意，避免過度加熱造成燙傷）。

這個部位上有名叫「風池」及「安眠」

熱敷後頭部及眼睛的方法

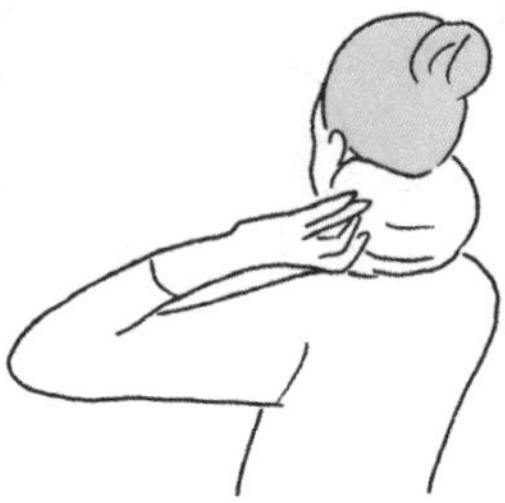

1

用蒸毛巾熱敷後頭部的髮際。

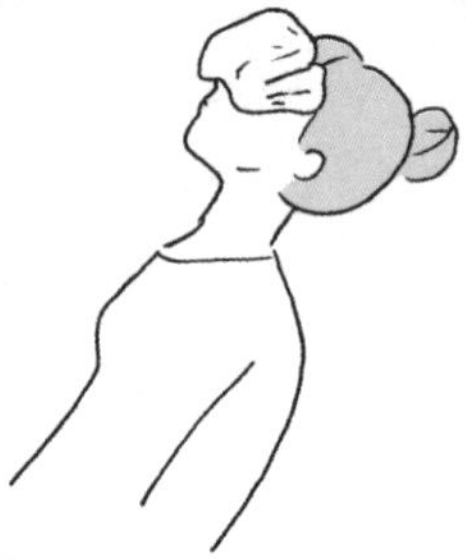

2

等身體充分放鬆後，將蒸毛巾放在兩眼上熱敷。

的兩個穴道，前者能有效紓解眼睛疲勞，後者則如其名，能幫助入睡。

用熱毛巾熱敷這個部位時，會讓人舒服到忍不住嘆息。

可以感覺到呼吸自然變深，全身放鬆。

首先藉由熱敷後頭部的髮際，引導全身進入放鬆模式。這點很重要（順帶一提，熱敷距離髮際數公分以下的脖子根，能有效舒緩肩膀痠痛，這點最好也記起來）。

待全身充分放鬆時，接著將毛巾放在兩眼上熱敷。

為了能充分熱敷這兩個部位，建議使用厚質毛巾來做蒸毛巾。

請熱敷到能感覺眼球到內部的視神經都暖起來，慢慢感受血液循環，充分放鬆。

除了血液循環變順暢外，用蒸毛巾熱敷眼睛時，自然會全身放鬆進入放鬆模式。不僅副交感神經處於優位，腦波也會變成α波。

因此，建議在工作結束後回到家時，以及夜晚的放鬆時間等時間點進行。

蒸毛巾能讓人強制性切換成放鬆模式，對「不擅長切換開關」的人也非常有效。

蒸毛巾不僅能消除眼睛疲勞，還能療癒身心疲勞及壓力，請善加運用。

POINT

使用蒸毛巾熱敷眼睛及後頭部，不僅能消除眼睛疲勞，還有多種功效。

有效消除眼睛疲勞的穴道按摩

用蒸毛巾充分放鬆眼周後，接下來就來按摩能有效消除眼睛疲勞的穴道。需要刺激的穴道有三處。

1 眼球與眼球上方的骨頭之間

先閉上眼睛，接著以大拇指橫貼在眼球及眼球上方的骨頭之間。然後輕輕按壓眼球上方的骨頭。

按壓3秒後，放鬆3秒。接著再按壓3秒後，放鬆3秒。如此重複3次。

放鬆時不要突然拿開大拇指，而是輕輕地放鬆。

不需按得很用力，慢慢地輕輕按壓也會感覺疼痛。這就是眼睛疲勞囤積的證據。

2 — 眼球下方

其次是眼球下方。

以食指、中指、無名指如同掛住眼球下方的骨頭般輕輕按壓。按壓3秒後，放鬆3秒。如此重複3次。

3 — 太陽穴

最後，**以食指、中指、無名指旋轉按揉太陽穴。約重複6～10次。**

我想大多人會覺得按太陽穴特別痛。

這是因為產生眼睛疲勞時，老廢物質大多囤積在太陽穴周圍的緣故。

按揉時也不需太用力，輕輕地慢慢按揉即可。

消除眼睛疲勞的穴道按摩

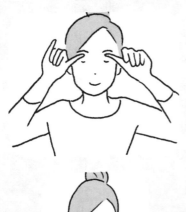

1

閉上眼睛，以大拇指橫貼在眼球及眼球上方的骨頭之間，輕輕按壓。

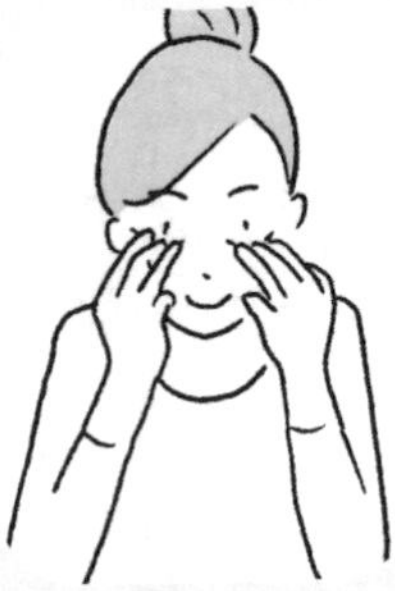

2

以食指、中指、無名指如同掛住眼球下方的骨頭般輕輕按壓。
按壓3秒後，放鬆3秒。
如此重複3次。

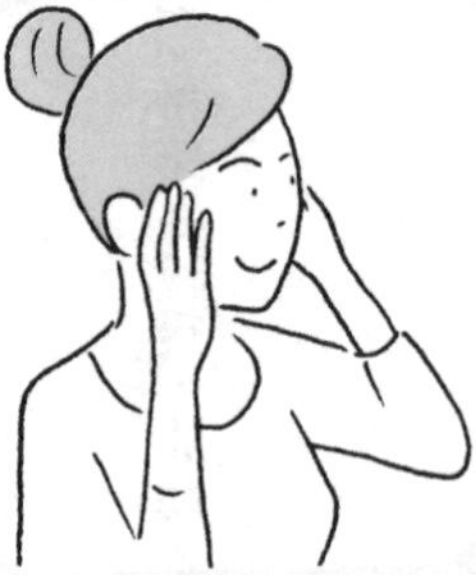

3

以食指、中指、無名指旋轉按揉太陽穴。
約重複6~10次。

按摩眼睛穴道後世界看起來變明亮了

按摩完後睜開眼睛。是不是覺得很刺眼？

我常聽到初次體驗這個穴道按摩的客人驚訝地說：「視界變明亮了！」、「房間看起來變白了！」

其實，做完穴道按摩後看見變明亮的世界才是正常的。之前是因為眼睛疲勞的緣故，才會覺得眼前的一切景象顯得黯淡灰澀。

說得誇張點，這個穴道按摩具有能改變世界的視界效果。話雖如此，也僅能讓視界看起來變正常。

請記住這個視界。

這麼一來，當你覺得「總覺得視界變黯淡了」、「顏色看起來變暗」時，就會察覺到眼睛疲勞。

若行有餘力，建議用大拇指沿著後頭部的髮際，從耳後骨的內側按壓到頸窩（頸部後方中央的凹槽部分）。這裡的穴道同樣具有消除眼部疲勞的效果，對改善失眠也很有效。

如果能在悠閒放鬆的時間，先用蒸毛巾熱敷眼部後再做這個穴道按摩是最理想的。短時間內就能輕鬆按摩，不妨在工作之餘多多按摩眼部。可以減輕長時間電腦作業等用眼過度的工作的負擔。

POINT

特別是做完用眼過度的辦公室工作後，最好養成保養眼睛的習慣。

只要「寫出不安」就能夠熟睡

「壓力」與眼睛疲勞一樣，都是引發腦疲勞的主因之一。

尤其是處在心神不安的狀態下，會對腦部造成極大的壓力。

在日常生活中沒有人是無憂無慮的。

以商務人士為例，必須在工作上拿出成果、擔心工作是否順利……等，總是充滿各種不安。

如何處理這些不安情緒，會大幅影響對腦部造成的壓力。

紓解壓力的「輸出不安」

若是對腦中的不安置之不理，過了再久也不會消失。

非但如此，甚至還會在腦中來回盤旋，愈滾愈大。

若巨大的不安長存腦中的話，就會使腦波混亂，持續維持高頻率的狀態。

這會造成腦疲勞，進而妨礙睡眠。

為避免如此，最好將腦中的不安暫且移到外面。

在此我建議的方法是「輸出不安」筆記法。

方法很簡單。

只需將令人憂慮不安的事寫在紙上就行。

寫下令人不安的事

- 明天的簡報會不會搞砸？
- 預計在下次企劃會議上提出的企劃會不會遭到批評？
- 昨天向客戶提出的提案書不曉得會不會通過？

輸出不安（左頁）

首先，請備妥適當的紙。諸如筆記本或是一張影印用紙都沒關係。

用筆記本則在左頁，用一張紙則將紙對折後，在左半部寫下你的不安。

不安是種曖昧的東西，在腦中盤旋時會讓人鬱悶不快。「雖然沒有發生令人不安的事，內心卻感到焦慮不安」，這樣的事時常發生。

不過有趣的是，當你思考「讓人不安的事」並寫在紙上，某種程度上不安會變得具體可見。

比方說，像是「不知明天的簡報能否順利，令人不安」之類。

只要寫出來就能遏止不安

其實，只要像這樣具體寫下心中的不安，就能遏止不安。

將感到不安的事轉換成語言，就能客觀檢視自己所處的狀況。換個說法，也就是將問題進行某種程度的整理。

這是因為我們把腦中讓人鬱悶不快的「可怕東西」轉變成了需要處理的問題。只需將不安寫在紙上輸出，就能夠大幅減輕造成腦疲勞的原因，亦即壓力。

POINT

寫下心中的不安的目的，是為了將不安具體化。

輸出不安後也要輸出願望

將心中的不安寫在紙上，就能有效遏止不安，另外還有一種方法請各位務必一試。

這次則是使用筆記本的右頁（或是紙張的右半部）。

針對剛才寫下的不安事項，在右頁寫下自己「希望達成」的結果。

在筆記本的右頁寫下「理想結果」

比方說，如果在左頁寫下「明天的簡報能否順利進行令人不安」，在右頁就寫下「簡報發表備受好評，還被部長稱讚，真高興」。

●明天的簡報會不會搞砸？

●預計在下次企劃會議上提出的企劃會不會遭到嚴格批判？

●昨天向客戶提出的提案書不曉得會不會通過？

・在左頁上打叉會更有效。

寫下理想、好的結果

●簡報發表非常成功，還跟所有工作人員一起去慶功了，相當愉快。

●以部長為首的所有與會者對企劃讚賞不已！企劃案一次就通過了。真高興！

●提案書順利通過並簽約。這麼一來，上半期的目標就達成了！

・也要寫下「高興」、「愉快」等感情。
・使用過去式或現在進行式表達。

輸出不安（右頁）

當理想結果變成現實時的感情，像是「高興」、「愉快」、「得意」等心情也要一併寫下。

書寫時，重點在於使用「當時真○○」、「正在XX」等過去式或是現在進行式的句型記述。

因為是想像，不必顧慮太多。請自由想像並寫下對自己來說最棒的結果。

順便在左頁所列出的不安事項上打個大叉，效果會更好。

說穿了，不安不過只是負面的妄想。實際上並沒有發生，而是想像接下來可能發生的事而心生恐懼。

藉由輸出不安，想像並寫下正面的結果，就能將負面的妄想轉變成正面的妄想。**即便主觀上心中仍感到不安，不過在潛意識確實已將不安調換過來了。這麼一來就能減輕腦的負擔。**

持之以恆就能讓不安具體化 容易擬定對策

將「輸出不安→改寫」當作習慣持之以恆，就會發生有趣的事。

那就是輸出的不安會逐漸變得具體化。

舉例來說，剛開始時只覺得「明天的簡報能否順利進行令人不安」，每天持續輸出不安後，就會寫出更具體的不安要素，像是「明天的簡報要是搞砸了，可能會被○○部長責罵，令人不安」、「明天要用的簡報資料中，這個銷售數據會不會被深入追究啊？」等等。

當不安變得更具體化，就表示問題變得更明確。明確的問題較容易擬定對策。換言之，就能以更容易處理的形式來客觀檢視心中的不安。

我請所有客戶實踐輸出心中的不安後，發現這種傾向變得愈來愈明確。

剛開始寫筆記的時候，有不少客戶這個也感到不安、那個也感到不安，筆記上寫滿了不安情緒，仔細分析後就會發現這些不安都很含糊籠統，而且會反覆寫下類似的情況。

不過持續寫了一星期、兩星期……，就能精確具體地寫出心中的不安了。

有意思的是，我問客戶：「還記得剛開始你有寫過這種不安嗎？」大多客戶都不記得，回答說：「我有寫過這種事嗎？」這表示他們已經徹底遺忘了占據腦中的不安。

而腦疲勞也會隨著這種變化而得到輕減，睡眠也獲得改善。

光是實踐並養成輸出不安的習慣，就有許多客戶紛紛表示「最近睡得比較好了」。

建議最好在睡前花約5分鐘的時間輸出不安，並持之以恆。持續三週後，就能變成每

天的習慣。

只要持之以恆，就能消除占據腦中的不安。若覺得自己「已經沒事了」，就不用勉強自己每天寫。之後，改成只有在感到不安的日子才在睡前寫輸出不安筆記也沒問題。

另外，輸出不安時所用過的筆記本及紙也可以當場撕破丟掉。覺得寫完撕掉才舒暢的人，也可以這麼做。

相反地，特地將寫過的筆記保存下來也不錯。

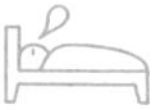

輸出不安能讓願望實現!?

客戶D先生是名創作者。他的工作是創作單價相當昂貴的作品，處於腦疲勞度異常高的狀態。

除了在每一次工作必須得將品質及原創性發揮到極致、製作受到好評的作品等，這類創造性的煩惱之外，身為公司經營者，也得顧慮到營業額及籌措資金。

不僅如此，製作時熬夜的次數也很頻繁。睡眠經常被打亂，才會前來諮詢。

聽完他的情況後，我立刻推薦D先生嘗試輸出不安筆記法。

剛開始時，他說：「我沒辦法想像理想的結果。」我拜託他：「總之請試試看。不管你寫什麼，都不會造成任何人的麻煩。請在筆記本右側寫下你真的希望實現的事項。」總算說服他實行。

所幸，D先生的睡眠狀況花了約三、四個月就已經完全改善，不僅如此，還出現了令人高興的副產物。

D先生將輸出不安筆記本全部保存起來，他說：**「我重讀一遍後，發現右頁寫的『希望達成事項』幾乎都實現了。」**

「輸出不安→改寫」說到底只是種能有效處理心中不安、減輕腦疲勞的作業，並不是實現夢想的方法。

不過，想像理想的結果並寫在紙上就如同運動選手的意象訓練一樣，具有實際帶來好的結果的效果也說不定。

各位不妨稍微期待一下，請先隨意寫下心中的各種不安，再帶著期待的心情試著改寫不安情緒吧。

POINT

不安變得具體化、目標變明確後，就會大幅減輕妨礙睡眠的壓力。

利用工作空檔，只要1分鐘！消除腦疲勞冥想法

消除腦疲勞還有另一種推薦的方法。

那就是最近備受矚目的冥想。

以前提到冥想，不是給人宗教及武道修行者所做的特別訓練，就是奇怪的心靈團體的印象。

後來，冥想在歐美的菁英商務人士之間開始流行起來，像是Google為提升員工的生產性導入了覺察冥想等。以此為契機，冥想也在日本作為**「提升商務效率的生活祕訣」**而廣為人知。

如今，關於冥想的書籍理所當然地被陳列在書店的商業書籍櫃，相關的雜誌等特集也增加許多。

冥想的方法相當多樣，坐著約30分鐘，將意識集中在呼吸上為正統冥想的基礎。

話雖如此，雖然許多人說「冥想很不錯」，不過付諸實踐的人並不多。

在忙碌的生活中，首先能心有餘力地抽出30分鐘的時間靜坐下來，並不是件容易的事。

此外，若已經養成一有時間就滑手機的習慣，就會覺得得集中注意力30分鐘的冥想難度很高。

而腦疲勞囤積的人更不容易集中注意力。即使想「坐下來將意識集中在呼吸上」，也會馬上想到工作或是在意是否收到郵件的回信等。這麼一來，難得的冥想時間或許只會讓人覺得痛苦。

有鑒於上述情況，下面就來介紹能輕鬆實踐的冥想法以及取代冥想的訓練。

將腦波轉變成α波的放鬆10分鐘

首先要推薦的是兩種小冥想。

一種是放鬆10分鐘。

執行時間以睡前為佳。只需10分鐘，可以播放喜歡的音樂，慢慢呼吸來放鬆。

音樂挑選能讓自己「放鬆」的樂曲即可。

讓人放鬆的音樂具有將腦波轉變成α波的效果。

冥想時腦波會變成α波，因此這樣就能充分達到與冥想相同的效果（有關幫助放鬆的音樂，稍後會詳細介紹）。

不過，播放音樂時會進入「聆聽」模式的人，最好改成播放水流聲等自然音，或者不放音樂也行。

這種情況下，盡可能在安靜的環境下放鬆即可。請選擇適合自己的方法。

只需1分鐘的小冥想

第二種小冥想更簡單。

先閉上眼睛，吸氣6秒鐘，接著暫停呼吸3秒鐘，吐氣10秒鐘。呼吸採取腹式呼吸法，這樣為1個循環。

如此重複3個循環。

其實若能持續做3分鐘效果會更好，但也不用太勉強，先從3個循環開始嘗試。這樣1分鐘就能做完。

雖然只有1分鐘，嘗試之後會感覺頭腦相當放鬆。這個小冥想可在工作之餘馬上就實行。

重點在於閉上眼睛及調整呼吸。

閉上眼睛是為了不要讓多餘的資訊映入眼簾，好集中意識在呼吸上。

諸如緊張或放鬆等心理動向，人體進行的各種調整都是由自律神經掌控的。如字面所示，自律神經是自律活動的，無關我們的意志，一天24小時自行運作來調整身體狀況。

冥想時要意識著「呼吸」

唯一能有目的地控制自律神經的手段，就是呼吸。自律神經紊亂可藉由呼吸進行調整。

諸如空手道、瑜伽、武道、精神修養等調整心態的方法都相當重視呼吸法。

想讓冥想的效果更好，不一定要盤坐下來，長時間動也不動。

只要確實留意呼吸，即使短時間或是坐在辦公室的椅子上也能進行冥想。

據說在冥想時，用鼻呼吸才是正確的。基本上的確是這樣，但也不必過於堅持。比方說，罹患花粉症很難用鼻呼吸時，改成用口呼吸也沒問題。不需勉強，選擇方便的方法進行即可。

另外，從事辦公室工作者平時就有呼吸較淺的傾向。下一章將會詳細說明，這是因為姿勢容易駝背且固定，造成胸腔變窄，肺無法充分張開。

此外，呼吸時扮演幫浦角色的橫隔膜也變硬蜷曲，常會無法好好的呼吸。這也是造成身心不適的原因。

藉由有意識地呼吸就能察覺到「原來自己並沒有好好地呼吸」，光是這樣就能踏出生活改善的一大步。

不妨將工作之餘等，至今總是不自覺地看手機的時間，改成有意識地呼吸的時間吧。

不需將冥想想得太難，請先從這點開始嘗試吧。

POINT

冥想時，不僅要閉上眼睛，
重要的是集中意識在「呼吸」上。

「感謝」具有調整腦波的效果

小冥想是只要1分鐘就能做的簡單習慣。

話雖如此，我請所有客戶實際嘗試後，還是有客戶反應小冥想難度太高。無論如何腦袋就是會想東想西，無法放空，自然也就沒辦法放鬆。

的確，在腦疲勞囤積的狀態下無法放鬆也不足為奇。此外，有些人原本就不適合冥想。

這類人我推薦以「感謝」作為取代冥想的腦疲勞對策。如字面所述，是對所有事物心懷感謝的訓練。

說起來冥想之所以能有效放鬆，是因為能放空腦袋調整腦波之故。在腦科學上，冥想具有將腦波轉變成 α 波的效果。

也就是說，只要做別種同樣能產生α波的活動，即便效果不如冥想，也能得到類似的放鬆效果。

那就是感謝。

人沒辦法一邊生氣一邊感謝，不可能會有「混帳，謝謝你」的感情。同時，也沒辦法一邊焦慮一邊心懷感謝地說「怎麼辦怎麼辦，謝謝你」。

換句話說，人在感謝時，腦波一定是處於穩定的情況。

我們就好好利用這點。方法很簡單，總之只要意識到在感謝就行了。

感謝的對象是什麼都行

在工作上有人幫忙或是收到禮物時，說聲「謝謝」是理所當然的事，如果沒有這樣的機會，那就多多尋找可以感謝的事。

比方說用餐時感謝有食物吃；感謝現在有工作。在外行走時，感謝將路旁的花壇整理的這麼美觀的人；自己能存在於這個世界，得感謝父母及祖先……諸如此類。

你也可以感謝你自己。感謝今天也努力工作的自己。除了對重要的朋友表達平時的感謝外，也要感謝過去的自己能遇到這種好朋友。

也可以在喝酒後，對努力分解酒精的肝臟表達感謝。

只在腦中感謝當然也行，不過開口說出「謝謝」效果會更好。

只要想到了，就能對各種事物表達感謝。這麼一來腦部就會發出α波，恢復腦疲勞。

雖然感謝的習慣能夠取代冥想，會冥想的人當然也能兩者併用。好習慣不嫌多。

另外，在特定時間一併表達感謝效果會更好。

我在每天早起及就寢前，會有10分鐘的感謝時間。

若是在就寢前，建議可以躺下來放鬆進行。在表達感謝中睡著也沒問題。這樣一定能讓你一覺好眠。

養成感謝的習慣，不僅能使腦波穩定、消除腦疲勞，人際關係也會變好。

這是因為能自然而然帶著感謝的心與人相處，關係當然會變好。

另外，當發生了討厭的事或是內心煩躁，根本無心去感謝時，總之先試著小聲說出「謝謝」吧。這麼一來，受到話語的引導，就會想起該感謝的事。

其後，自然會湧出感謝的心情。

POINT

感謝的對象是什麼都行。
表達「感謝」的行為能消除腦疲勞。

嘴角上揚能改善腦疲勞

如同說出「謝謝」一詞之後心中會湧出感謝之情般，還有其他藉由先做出物理性動作來改變腦部狀態的方法。

我推薦的方法是對著鏡子練習笑臉。

人在高興及愉快的時候會露出笑容。

從解剖學來說，所謂的笑容是指嘴角上揚的表情。

根據腦科學的見解，據說藉由做出嘴角上揚的表情，能讓腦部認識到「現在處於愉快／高興的狀態」。換句話說，腦部會產生誤解。

不光是因為愉快才會露出笑容，就腦部的運作來說，也會因為面露笑容而變得愉快。

我們可以利用這點來消除腦疲勞。那就是練習笑臉。

練習笑臉能夠改變腦部狀態

或許大家會認為，用不著練習也能露出笑臉。**但其實，腦疲勞囤積、因壓力導致心理惡化的人笑容會減少。**

另外，人也會因為老化變得愈來愈面無表情。

我也常舉辦以年長者為對象的研討會及演講。隨著年紀增長，嘴角會逐漸下垂，「一臉寂寥」、「面露慍色」成了預設表情的人也變多了。

我請在場聽眾對著鏡子練習嘴角上揚，不過大多人都無法順利露出笑容。

照理說每個人天生就會笑，不過長期過著鮮少笑容的生活後，漸漸地會很難笑出來。

當然這與臉部表情肌的衰退也有關。持續過著沒有笑容的生活也會影響腦部，使人漸漸變得冷漠或憂鬱。

這點對於年輕人也一樣。

像是一整天盯著電腦從事辦公室工作的人，工作時鮮少有機會露出笑容。單就這點來看，因從事服務業及業務等工作平時面露笑容的人可說是處在良好的環境。

覺得自己「最近很少笑」的人，請務必嘗試練習笑臉。

笑臉練習法

練習笑臉需要使用鏡子。

對著鏡子做出嘴角上揚的表情。

重點是，嘴角需上揚到可以看到6顆以上的上排牙齒。

當你對鏡中的自己微笑，鏡中的自己也會對你微笑。由於平時鮮少有機會看見自己的笑臉，而且還是露出上排6顆牙齒的滿面笑容，也有人覺得很新鮮。

持續練習一段時間後，就會逐漸湧出一股愉快的心情。

光是練習笑臉也行，若能更進一步，對著鏡中的自己說話效果會更好。

「我愛你。」

「最喜歡你了。」

「你一直都很努力，真厲害。」

「你真帥。」

像這樣對自己說些正面的話，認可自己。

在心理學的世界常聽到這句話：自我認可及自我疼惜（接受原原本本的自己）是健康心理的必備條件。

難得有機會與鏡中的自己面對面，最好說些勉勵或是溫柔的話語。

練習笑臉最好在早上起床洗臉時進行。先試著挑戰練習1分鐘也行。

若能在一大早維持良好的心理狀態，就能順著這股氣勢，容易以積極的態度度過一整天。

由於在練習笑臉後開始一天的行程，自然也會露出笑容。當然，接觸到的人感覺也會跟著改變。這是因為讓周遭的人留下好印象，人際關係自然也會變好。

男性也別怕羞，勇敢實踐

對女性而言，練習笑臉較容易實踐。因為女性原本就有每天早上看鏡子整理頭髮及化妝的習慣。

一早看到鏡中的自己表情很棒，當天一整天的心情相當愉快——只要是女性應該都有過這樣的經驗吧？因此，在感覺上較容易理解練習笑臉的效果很好。

問題是男性。

我想大多數男性都會覺得「我不想看見自己的臉」、「更別說與鏡中的自己說話，太不好意思了」等等。

我明白看鏡子會感到害羞的心情，首先請稍微嘗試一下也好，試著做做看。**洗完臉**

後，順便對著洗臉台的鏡子露出一次笑臉也行。

據說已故的蘋果電腦創辦人史蒂夫·賈伯斯每天早上都很重視與鏡中的自己對話的時間。當然他並不是在練習笑臉，而是養成利用鏡子檢視自身的內面，提高動力或是擬定戰略的習慣。

連賈伯斯也會與鏡中的自己對話，因此男性每天早上與鏡中的自己面對面也沒什麼好害羞的，各位覺得如何？

首先或許可以模仿賈伯斯，嘗試面對鏡子也不錯。

POINT

養成與鏡中的自己對話的習慣。

可提升睡眠品質的「528赫茲音頻」是？

在YouTube搜尋欄輸入「528」。你會搜尋到眾多標榜——

「提高睡眠品質」

「睡眠導入」

「療癒」

等效果的音訊檔。

這些都是具有調整腦波、引導放鬆等諸多效果，含「528赫茲音頻」的音訊檔案。

有一說法認為，528赫茲是能在人體腸道產生作用的頻率。

最近，腸道被稱作「第二大腦」，因此腸道機能備受注目。

這是因為腸道與腦內物質的產生等關係密切，心理、腦部機能及腸道狀況會牽一髮而動全身。雖然尚在研究中，不過528赫茲音頻之所以能療癒腦部，或許與這點有關。

無論如何，528赫茲音頻具有讓人放鬆、恢復腦疲勞的效果。不妨在日常生活中多加採用。

在亞馬遜網站上搜尋也會搜尋到含528赫茲音頻的療癒音樂。

含「1/f波動」的音頻也很有效

關於聽了就能紓解腦疲勞的音頻，我推薦自然音。

一般認為水流聲、鳥鳴聲等自然音，含有被稱作「1/f波動」的微妙波動，能調整自律神經、引人放鬆。

上山或到公園散步、接觸大自然時會感覺心情煥然一新，也是自然音的效果。

因此，可以的話假日最好走出戶外，前往自然景觀豐富的地方，聆聽小河的潺潺水聲及鳥鳴聲度過一整天，沒有什麼比這還讓人放鬆的了。

真的很難辦到的話，可以在就寢前的放鬆時間聆聽自然音音頻，效果也很好。

本章是針對如何消除降低睡眠品質的要素之一「腦疲勞」詳細說明。

與身體疲勞不同，腦疲勞很難察覺。正因如此，採取正確的腦疲勞對策對於睡眠改善會帶來極大的效果，而且不需要為此做些困難的事，同時也會介紹幾種日常生活中馬上就能做的練習與作業。相信各位都已明白。

下一章，將詳細介紹達到高品質睡眠的第二項要素，「調整血液循環的方法」。

POINT

含「528赫茲」、「1/f波動」的音頻能有效消除腦疲勞。請務必在日常生活中多加採用。

第3章

如何打造30分鐘內進入深度睡眠的好入睡體質

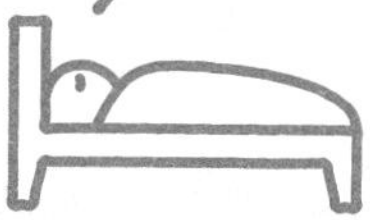

改善血液循環
就能輕鬆打造「好入睡體質」

在上一章已經解說過達成「縮時睡眠」所必要的「消除腦疲勞的方法」。

把對腦部好的舉動養成習慣，日積月累下來就能改善睡眠。

就如我一再重複，所謂「縮時睡眠」，是指**「入睡後在30分鐘內進入最深度的『非快速動眼睡眠狀態』，能維持一定時間深度睡眠狀態的睡眠」**。

這種睡眠法是藉由順利到達並持續深度睡眠，即便在短時間內也能獲得良好睡眠的方法。

本章將聚焦於順利入眠。

血液循環與深度睡眠的關係

想在短時間內自然進入深度睡眠，就得養成「好入睡體質」。**簡單來說，即全身放鬆、適度鬆弛的身體**。

下面就來介紹能讓身體進入好入睡狀態的有效方法。

打造好入眠體質最重要的，除了前面解說過的消除腦疲勞外，還有使血液循環順暢。

交感神經處於優位的緊張狀態，是最適合頻繁活動的狀態。在此狀態下，就無法順利入眠。必須讓副交感神經處於優位，使身體呈現放鬆狀態才行。

血液循環變好了，神經就會傾向副交感神經優位。

此外，血液循環變好了，肌肉也得以鬆弛。

適度鬆弛的身體既是好入眠體質，同時也是熟睡體質。

若全身的血液循環變順暢，當然也會積極供給血液到腦部。改善血液循環也能幫助腦部的老廢物質流掉，消除腦疲勞。

如上所述，為了打造「好入睡體質」，血液循環扮演著相當重要的角色。

在本章，將以血液循環改善法為中心，介紹幾種簡單的訓練，作為打造在入睡30分鐘內順利進入深度睡眠體質的方法。

POINT

改善血液循環能幫助副交感神經處於優位，鬆弛身體，同時也能消除腦疲勞。

駝背容易淺眠

前面已經提過，血液循環變好了，人體就能獲得放鬆。

相反地，血液循環差的身體簡單來說就是僵硬的身體。

血液循環不夠通暢的人，全身上下許多部位都會很僵硬。

其中，最常見於商務人士的就是肩胛骨緊繃。

背部的上方到中間部分會變僵硬，使肩胛骨呈現貼住背部狀態，動彈不得。

其原因顯而易見，就是出在長時間的辦公室工作。

坐在椅子上盯著電腦看，時間一長，姿勢總會變得有些駝背。

尤其是，不光是桌上電腦，若是使用螢幕位置較低的筆電，駝背會變得更嚴重。也有人使用筆電工作後，肩膀及頸部緊繃的症狀更加惡化。

光是辦公室工作就會造成身體很大的負擔，還不僅如此，通勤時、休息時間等，甚至連離開桌上時，看手機時的姿勢大多都是低著頭。這樣會讓駝背的時間變得更長。

此外，也有人習慣走路時彎腰駝背。

由於上述生活習慣，使得以辦公室工作為中心的商務人士容易駝背。

說得更詳細點，頭部與肩膀往前傾，胸腔變窄，脊柱彎曲的姿勢極有可能使身體變僵硬。

紓解肩胛骨周圍的緊繃

長期維持這種姿勢而感覺肩頸緊繃的人應該不在少數。此乃肩胛骨周圍的肌肉僵硬所引發的症狀。

此外，維持駝背姿勢時，由於胃部持續受到壓迫，會造成腸胃不適。而肺受到壓迫，呼吸也會變淺。駝背除了外觀印象不佳外，也會引發身體各種問題。

當然，肩胛骨周圍僵硬造成血液循環不順，對睡眠也有不良影響。

因為駝背是造成難以入睡體質及容易淺眠體質的原因。

我所看過的客戶當中，睡眠改善特別費時的就是整天坐著工作的人。像是IT工程師等辦公室工作者。

其實我以前也曾為了駝背煩惱。

從十幾歲時起我開始嘗試按摩、整體、練體操等各種方式，但無論如何就是矯正不了駝背姿勢。

我也曾上過整體學校學習，說起來有不少整體師的姿勢不佳，我才感覺到這是個根深蒂固的問題。

最後，在我學習骨骼矯正的過程中，才終於消除自己駝背的煩惱，現在則以此為業。

從上述經驗來看，駝背不是靠「我要改善姿勢」的努力就能夠改善的。即便日常生活意識到要挺直背部，一回到家整個人放鬆後又會恢復駝背。

另外，在背部僵硬的狀態下即使想要維持「良好姿勢」，結果腰部卻往後彎等，姿勢往往會更加惡化。因為駝背不光只是脊柱的問題。

畢竟一整天留意姿勢會很疲累，有時也會造成其他部位產生緊繃。

所謂改善姿勢，必須得「自然保持良好姿勢」才行。

鬆弛肩胛骨周圍，自然就會改善姿勢

就這個意思來說，矯正駝背最有效的方法就是骨骼矯正。在我的沙龍也有提供施術，只要矯正骨盆，使骨盆立起，施術一次就能改善駝背。

施術後，我跟客戶說「請放鬆坐下」，客戶自然就會挺直背肌，以良好的姿勢坐下。

骨骼矯正具有上述即效性，能帶來劇烈效果。話雖如此，不是任何人都可以接受這種施術。

在日常生活中，任誰都能獨自進行的方法很重要。因此下面要介紹可藉由舒緩肩胛骨、拓展可動域，來改善駝背的伸展操。

若肩胛骨周圍變硬了，即使想要伸直背肌也無法擴胸。因此，即使有意識地改善姿勢，一旦放鬆後（或是疏忽大意）就會恢復原來的駝背。

反過來說，只要舒緩肩膀周圍，姿勢自然就會變好。

雖然擴展肩胛骨可動域伸展操的效果不如骨骼矯正般戲劇化，但只要持之以恆就能確實改善駝背。

POINT

切勿勉強改善姿勢，重要的是打造能自然維持良好姿勢的身體。

先從坐在椅子上
盡可能轉動肩膀做起

在長時間於電腦前面作業之後等等，覺得肩膀痠痛時，會忍不住想轉動肩膀紓解緊繃。相信應該有不少人利用工作之餘做轉動肩膀運動吧。

實際上，轉動肩膀是能有效消除肩胛骨周圍僵硬的有效運動。

既然要做，就用更有效的方法來做這個簡單的運動。

下面就來介紹能擴大肩胛骨可動域且有效的轉動肩膀運動。

擴大肩胛骨可動域的肩膀轉動方式

方法很簡單。

舒緩肩胛骨周圍伸展操

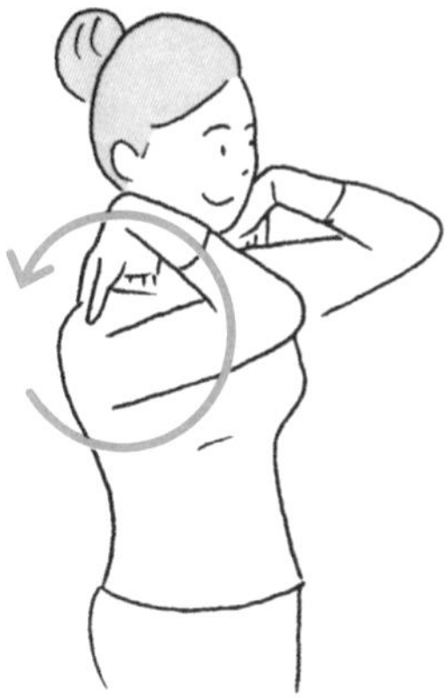

雙手指尖放在肩膀，
如同擴胸般向後轉動
手肘及肩膀。

轉動肩膀時，將雙手指尖放在肩膀上。維持這個姿勢將手肘往後方繞一大圈，同時轉動肩膀。

僅稍微改變手的位置，就會發現比起轉動肩膀，肩胛骨更能大幅活動。不僅能擴大可動域，同時比起緊繃僵硬時能活動更多的肌肉。

重複20次後，不但僵硬的肌肉獲得伸展，同時也能感覺到血液暢通變熱（做完之後，往前同樣重複20次）。

應該有人會聽到紓解僵硬時發出的嘎吱聲。

原本貼住背部的肩胛骨與背部分離，就

能自由活動了。

另外，這個方法效果雖然很好，不過突然擴展肩胛骨的可動域後也會出現肌肉痠痛的情況。

平時感覺肩膀嚴重緊繃或是相當僵硬的人，最好先從輕輕轉動肩膀開始做起，不要勉強。

這個伸展操的優點是不會占用場所，也不需要任何道具，隨時隨地都能進行。

可利用工作之餘等瑣碎時間，一天多做幾次或是想到時就轉動肩膀。這是最適合作為紓解肩胛骨第一步的運動。

POINT

轉動肩膀時，先將雙手指尖放在肩上，如同擴胸般用手肘繞一大圈。

用一條毛巾就能進行的肩胛骨周圍伸展操

下面要介紹的是使用毛巾的肩胛骨伸展操。

只要使用一條普通毛巾，就能進一步擴大肩胛骨的可動域。這套伸展操的難度因人而異，有些人可能會覺得很吃力，可以慢慢來不用勉強。

肩胛骨周圍伸展操①

首先，先從毛巾往身體前方舉的方法開始說明。

將手掌朝上，握住毛巾。接著翻轉手腕使手掌朝下，捲起毛巾。

維持這種狀態，進行下列三種伸展操。

1 雙腳打開與肩同寬，手臂朝上伸直

在這個階段，肩胛骨應該能大幅打開。說不定很快就會覺得「很吃力」。在能力所及的範圍內，手臂盡量向上伸直。

要注意腰部不要向後彎。當手臂向上伸展時，會在無意識間腰部向後彎。在腰部不會後彎的範圍內，手臂盡可能向上筆直伸展。不要停止呼吸，維持這個姿勢10秒鐘。

2 手臂伸直，身體側彎

身體慢慢側彎，使腋下充分伸展，再慢慢回到原來的姿勢。接著身體往另一邊慢慢側彎，再慢慢回到原來的姿勢。如此重複2次。

剛開始不要勉強，慢慢地往下側彎。這個運動雖然單純，不過身體僵硬的人做起來應該會相當吃力。

肩胛骨周圍伸展操①

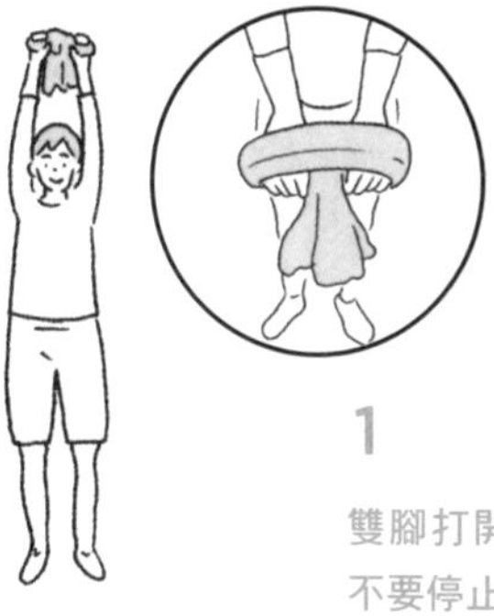

手掌朝上，握住毛巾，然後翻轉手腕捲起毛巾。

1

雙腳打開與肩同寬，手臂朝上伸直。不要停止呼吸，維持這個姿勢10秒。

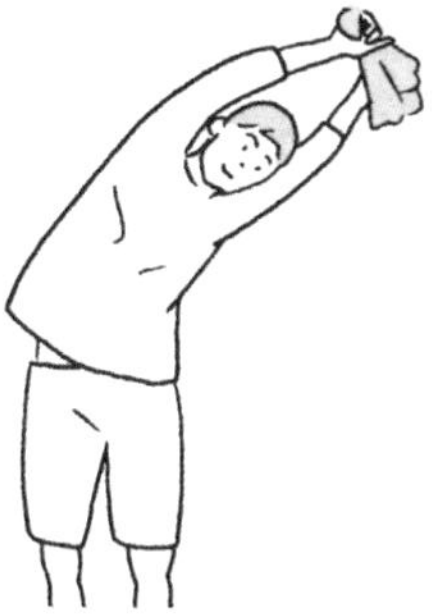

2

手臂伸直，身體慢慢側彎。左右兩邊各重複2次。

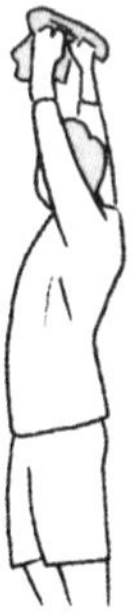

3

手臂伸直，身體往後轉。左右兩邊各重複2次。

3 手臂伸直，身體往後轉

不光是頭部，連同腰部以上的身體部分往後轉。這個動作也是左右各重複2次。

這個伸展操是憑自力伸展身體。不過使用毛巾做出雙手被綁縛般的狀態，就能體驗彷佛被人用力拉住般強力的伸展操。

肩胛骨周圍伸展操②

接著介紹在身後手持毛巾的伸展操。

同樣也是手掌朝上，握住毛巾，然後翻轉手腕捲起毛巾（若手肘覺得有負擔，可稍微放鬆毛巾）。雙手就如同被綁縛在身後的狀態。

在這個階段，應該能夠大幅擴展胸部（編輯嘗試做這個伸展操，結果忍不住大叫：「天啊，這實在太厲害了！」）。

肩胛骨周圍伸展操②

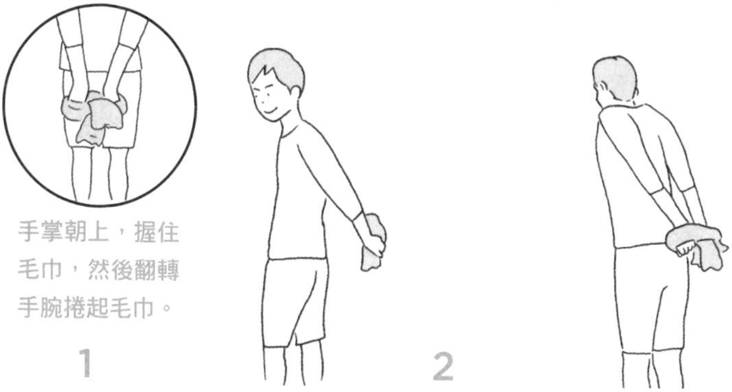

手掌朝上，握住毛巾，然後翻轉手腕捲起毛巾。

1

維持雙手被綁在後的狀態，身體往後轉。左右各重複2次。

2

盡可能將身後的雙手往上舉。

或許各位會覺得很難站直。這種情況下，姿勢可以稍微往前傾，不用勉強站直。不過，盡量站直做擴胸運動效果會比較好，稍微加油吧。接著就可以用這個姿勢來做下面兩種伸展操。

1——維持雙手被綁縛在身後的狀態，身體往後轉

與先前一樣，不光是頭部，連同腰部以上的身體往後轉。左右各重複2次。

2——盡可能將身後的雙手往上舉高

雙手盡可能慢慢往上舉高，不用勉強。

這個運動最理想的情況是身體站直進行，

如果覺得很難，稍微前傾也沒關係。

如此重複2次後，接下來可以試著稍微加快速度，用力舉起手臂。就會發現肩胛骨更能自由活動。

使用毛巾的伸展操就到此結束。

做完伸展操後，不妨試著不用毛巾向上伸展手臂、轉動肩膀吧。你會發現肩膀周圍變輕了，胸部也容易打開。自然也會改善姿勢。

另外，以上半身為中心的身體會變溫暖。這是因為血液循環變好的緣故。

雖然這個伸展操有不少做起來較吃力的動作，卻能強力伸展平時僵硬的部位，因此做完後會舒服到上癮。請以一天一次為目標，持之以恆。建議在洗好澡身體溫暖時進行。

POINT

在不會感到吃力的範圍內慢慢持續，不必勉強。

用浴巾做成柔軟的健身棒

接下來繼續介紹能活動肩胛骨、擴展胸部，做起來更輕鬆的伸展操。

這次會用到浴巾。

去健身房等時，會看到裡面有種名叫健身棒的器具。

外型為長約1公尺的細長圓筒，裡面塞滿了氨基甲酸乙酯等有彈性的填充物。

只要將浴巾捲起來用橡皮筋綁緊，就能輕鬆完成形狀類似健身棒的東西。而且比真正的健身棒還柔軟，恰好適合平時沒有運動的人使用。

使用浴巾做健身棒

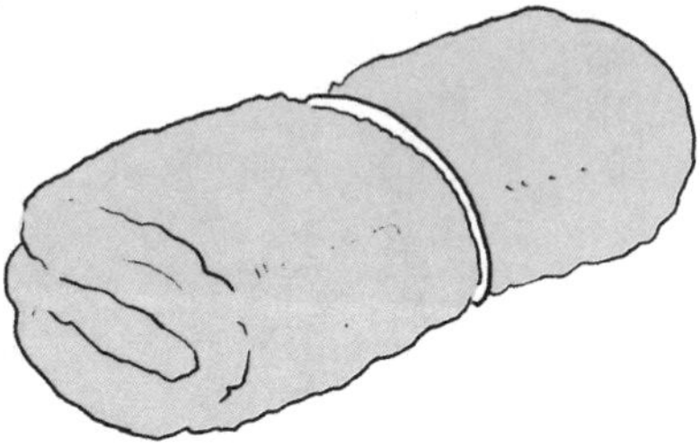

作法

將浴巾捲起後，用
橡皮筋綁緊。

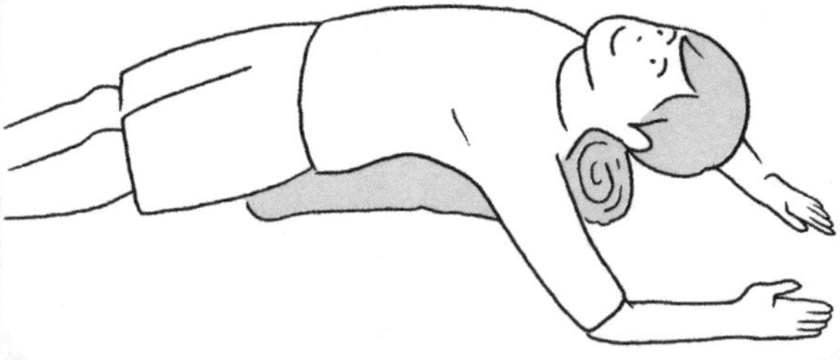

用法

躺在健身棒上，使健身棒
沿著脊柱。

浴巾健身棒的用法

身體躺在這個浴巾做成的「柔軟健身棒」上，使健身棒沿著脊柱。

這麼一來，受到地心引力影響，胸部就會打開，肩膀會被往後拉。

駝背嚴重的人，只要這麼做就能感覺到明顯的伸展效果。

可以直接躺在健身棒上一會，也可以身體稍微左右搖動。

是種簡單舒服又能放鬆身體的伸展操。

POINT

特別推薦背部僵硬、缺乏運動者嘗試浴巾健身棒。

改變姿勢就能改變心理狀態

治好駝背並改善姿勢，效果不只有改善血液循環。**實際上也能幫助改善心理狀態，打造正向的心態。**

心理狀態差、無精打采的人，其狀態也會反映在外表及舉止。比方說低著頭、肩膀下垂、笑容減少等，從外表就能看出這個人現在很沮喪。據說精神科醫師從患者進入診療室時的姿勢及走路方式，就能判讀出憂鬱症的徵候。

相反地，改變姿勢、表情等外觀及舉動，也能夠影響心理狀態。

意思就是，缺乏自信的人只要抬頭挺胸，就能稍微拿出自信。露出笑臉也能讓心情變愉快（這在第2章「練習笑臉法」介紹過）。只要用大腿快走，就會充滿精神。

換句話說，即便沒啥精神也能夠故作精神，實際上也有人故作精神久了真的變得有精神。

若是擺出一副無精打采的樣子，當然就會愈來愈沒精神。

有助於睡眠改善的「生理學」是指？

像這樣，透過改變身體的使用方式來改變心理狀態的手法，就稱作「生理學」。

眾所皆知，美國總統大選時候選人身旁都會有形象顧問，從演講、電視討論等的服裝到舉止、發聲，全都一手包辦。

主要目的除了改善選民對候選人的印象外，同時藉由保持「總統應有的威嚴態度」，也能有效提高本人的自信。

候選人在演講時抬頭挺胸，做出大幅度肢體動作，在讓聽眾著迷之前，也能鼓舞候選人的心。

生理學的看法也能有助於睡眠改善。

透過矯正姿勢，能使心理狀態變得積極向前。既能妥善對應前面提到的造成腦疲勞的原因，即疲勞，就能過著活力充沛的每一天。

從這點來看，在實踐「縮時睡眠」上，改善常見於商務人士的駝背具有重大意義。

POINT

透過生理學的方法，也能有效改善心理狀態。

深蹲6次即可改善血液循環

提到將血液輸送到全身的器官，首先就會想到心臟。

不過，負責推動血液的不只是心臟。全身上下的肌肉也與血液循環有著密切的關係。**尤其是小腿，小腿肌肉扮演將血液輸送到全身各處的幫浦角色，素有「第二心臟」之稱。**

平時有運動且肌肉量多的人，血液循環也會很順暢。

實際上，我在指導「縮時睡眠」時發現，肌肉量多的運動員型人較容易順利改善睡眠。

因此，已經有上健身房或是有健身習慣的人，請務必持之以恆。

培養運動習慣先從簡單的小事做起

平時沒有運動習慣的人，不妨從在家就能輕鬆進行的肌力訓練開始做起。

具體而言，我建議每天挑戰做深蹲6下。

這麼說各位或許會感到驚訝：「只要做6次就行了嗎？」先從6次開始就行了。截至目前為止，大多客戶只要這樣做就能出現明顯的效果。

培養運動習慣的重點，在於先從簡單的小事做起。

比起深蹲6次，深蹲30次的效果的確比較好。不過聽到「請每天深蹲30次」，相信大多人一定會覺得「辦不到」。

或者最初三天有乖乖照辦，不久開始嫌麻煩，最後連一下也懶得做，這種情況也很多。

此外，劈頭就從難度高的運動開始做起，要是不慎受傷就糟糕了。

為了增加「縮時睡眠」所需的肌肉，最好先從簡單的運動開始做起。同時，要優先考慮將運動習慣化。

因此，從深蹲6次開始做起即可。

雖說簡單，如果沒有效果的話，持續運動的幹勁當然就會減弱。就這一點來看，只要深蹲6次，根據深蹲方式而定也能有極佳的效果，這就是深蹲的優點。

深蹲是一種只做單項運動「就能有效鍛鍊人體重要肌肉」，使用大範圍肌肉的運動。同時也是除了腿部肌肉外，也會全面使用腹肌、背肌及體幹的訓練項目。此外，下半身擁有大腿及臀部等大塊肌肉。藉由鍛鍊大塊肌肉，就能有效率地改善血液循環。

不僅如此，下半身運動亦有調整自律神經的效果。能使前面再三提過的交感神經及副交感神經順利切換。這也能有助於睡眠改善。

沒有運動習慣的人，為了睡得好想開始從事某種肌力訓練的話，深蹲是最佳選擇。

而從「縮時睡眠」的觀點來看，深蹲也可說是最有效率的訓練方式。

正確的深蹲方式

深蹲是誰都有做過的運動，不過正確的深蹲方式卻意外地不為人知。雖然深蹲的效果極佳，若以錯誤的姿勢深蹲，很容易造成膝蓋及腰部疼痛。

下面介紹效果高又不會造成身體負擔的正確深蹲方式。進行時請意識到以下六點。

1 — 雙腳打開與肩同寬或是稍微比肩膀寬。

2 — 慢慢往下蹲，再慢慢站起來。慢速深蹲的效果最好。

3 — 往下蹲時膝蓋不要超過腳尖，膝蓋才不會痛。

4 — 膝蓋不要往前突出，臀部往後突出。如同坐在椅子上。

5 — 駝背或腰部往後彎是錯誤姿勢。要背部挺直地往下蹲再站起。

6 — 不要停止呼吸。一邊蹲一邊吸氣，然後一邊起身一邊吐氣。

正確的深蹲方式

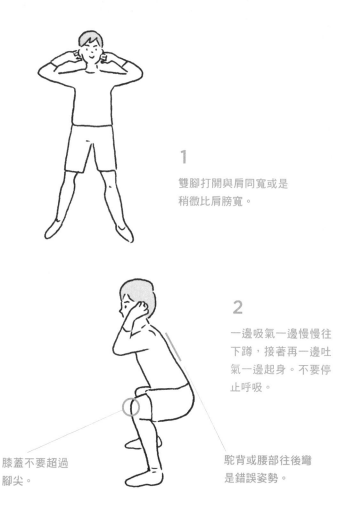

1

雙腳打開與肩同寬或是
稍微比肩膀寬。

2

一邊吸氣一邊慢慢往
下蹲，接著再一邊吐
氣一邊起身。不要停
止呼吸。

膝蓋不要超過
腳尖。

駝背或腰部往後彎
是錯誤姿勢。

各位覺得如何呢？用這種方式深蹲，只做6次就會覺得有些喘。還能確實感覺到不僅腿部，連背肌及腹肌也受到刺激。

最重要的重點是避免膝蓋疼痛。為避免往下蹲時膝蓋往前突出，一開始可以放一面鏡子在身旁來檢視姿勢。

為了預防受傷，避免腰部往後彎也很重要。

深蹲請先從一天6次開始做起。

與每日習慣結合起來就能持之以恆

過去沒有運動習慣的人可能會不小心忘記或是偷懶，覺得每天做運動很難。

不只運動，想將某項行動習慣化有個好方法。

那就是與每天的例行事項結合起來。

舉例來說，每個人每天都會洗澡與刷牙。

因此可以設定在「洗澡前深蹲」或「早上刷牙前深蹲」等。

相反地，也有幹勁十足想增加次數的人。

這種情況，與其增加每次做的次數，建議改成早晚各做6次深蹲。

習慣一天深蹲6次的人也可以進階到下個階段，早晚各深蹲6次。

想要一次增加次數到10次、20次，可以等到之後再進行。

肌力好的人，一開始從6次做起可能會覺得不夠。即便是這種情況，我也不建議一開始就幹勁十足地深蹲20次或30次。

這是因為隔天若是肌肉嚴重痠痛或是膝蓋疼痛的話，就不會想持續下去。

首先先養成每天使用肌肉的習慣。

這才是打造好入睡體質的捷徑。

本章以改善血液循環為中心，介紹了如何打造順利入眠、深度睡眠體質的方法。

在現代社會，不一定只有整天到處走動才算忙碌。倒不如說，工作愈忙碌，愈容易過著長時間維持同樣姿勢不動的生活。

正因如此，只要改善血液循環，就能令人驚訝地變得好入睡。

為了實踐「縮時睡眠」，除了調整身體之外，也必須改善睡眠環境。

在下一章，將針對「打造睡得更好的理想環境」進行解說。

POINT

為了持之以恆做深蹲，最好每次做低次數，增加做的頻率。

第4章

使睡眠效率最大化 調整睡眠環境的方法

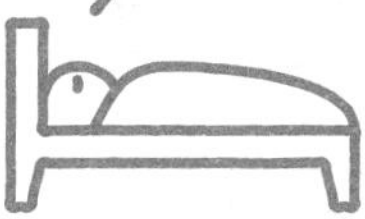

重新認識寢室是「睡覺的場所」

提到為睡眠所苦的人，腦中是否會浮現中年以上，即所謂壯年世代的人呢？印象中，壯年世代的人不僅工作責任變重，同時也體力衰退，身體各處出現不適，無法獲得良好睡眠。

另一方面，我們也會產生年輕健康時任誰都會睡得好的刻板印象。然而在我舉辦的研討會及演講會上，也會不時看到大學生和社會新鮮人參加。既然會來參加關於睡眠的研討會，當然不可能睡得好。從他們疲倦的表情、臉色差、黑眼圈等就能看出來。

看到這樣的年輕人，我不禁開始想像這個人究竟是在怎樣的房間睡覺。可能是一個人住的獨立套房，或是老家的房間，也有可能是相當雜亂的房間……。

房間內當然會有床與棉被，可是作為睡眠場所環境卻完全沒有好好整頓。這會降低睡眠的品質。

睡眠品質會受到寢室環境影響

比方說即使身體很健康，若實際睡覺時的環境不好，睡眠品質就會降低。

如同上一章所介紹，即使腦疲勞及血液循環獲得改善，若睡眠環境很糟糕，就會功虧一簣。

寢室是為了恢復疲勞、製造明天活力的神聖場所，千萬不可小瞧寢室環境。

為了實現「縮時睡眠」，「調整睡眠環境」也是必備要素。

在本章將會介紹調整睡眠環境之具體方法，在這之前，首先我想強調一件事。

最重要的就是重新認識「寢室是睡眠的場所」。

寢室是用來睡眠的場所，必須變成最適合睡眠的環境。妨礙睡眠的要素、與睡眠無關的物品等，都應該盡量排除。

話雖如此，每個人的住宅情況不同。有些人住在獨立套房，也有人沒有劃分出寢室。

在本章當然也會介紹上述情況的對策。

POINT

寢室的環境與睡眠品質有密切的關係。

用沙發取代床的人難以入睡

生活極端忙碌的人偶爾會躺在沙發上睡覺。

本來只打算小歇一會，卻就此「睡著了」，天亮時在沙發上睜開眼……相信有不少人有過這種經驗。

像這樣，以沙發取代床睡覺稱不上是理想的睡眠。好好上床睡覺自然是最好的。

然而在忙碌的生活中，偶爾出現這種情況也無可厚非。

比起這個，想要提高睡眠品質，千萬不能做出與上述相反的事。

亦即以床取代沙發，而非以沙發取代床。

絕對不能這麼做。

除了睡覺時間以外，應該有不少人將床作為放鬆的空間使用吧。

比方說邊看電視邊打滾、打電動、在床上用電腦或平板電腦看影片，或是讀書。說不定還會在床上吃零嘴。

這些原本應該在沙發上做的事，全都改成在床上做。

使大腦認知「床是睡覺的場所」

為什麼不能這麼做？

原因是，若將床舖用於睡眠以外的用途，就會削弱大腦對「床是睡覺的場所」的認知。

這麼一來，即使上床睡覺，大腦與身體也不會順利進入睡眠。

說到底，床不過是睡覺的場所。除了睡覺以外，其餘時間不應該待在床上。

只要貫徹這點，晚上一上床後就會馬上想睡。這是因為大腦認知「床是睡覺的場所」

之故。

因此肌肉會鬆弛，副交感神經處於優位，自然就會進入睡眠模式。

此外，基於相同的理由，睡醒後最好不要一直在床上打滾。這會削弱大腦對「床是睡覺場所」的認知。

因此睡醒後，盡量趕快離開床吧。

一塊布讓床頓時變沙發

話雖如此，住在獨立套房的人無論如何都只能將床當作起床時的生活空間。

回到家後，說不定會有先坐在床上稍做休息的習慣。

看電視時也會坐在床上，搞不好連用餐時也是在床上用餐。像這樣不得不以床取代沙發使用的人，最好稍微下點工夫。

那就是早上起床後，立刻用一大塊布蓋住整張床。

這麼一來，床立刻變成沙發。起床後，即使將床當作沙發使用也無妨。可以放抱枕，看起來會更像沙發。

一旦到了就寢時間，只要掀開布就恢復成床了。

這麼一來，大腦就會意識到掀開布後恢復原本型態的床是睡覺的場所。這是因為在大腦的認知中，蓋上布後變「沙發」，掀開布後變成床，兩者不同之故。

只要多一道工夫，就能夠預防以床取代沙發所產生的問題。

POINT

為了提高睡眠品質，使大腦認知「床是睡覺的場所」很重要。

只要用抹布擦拭寢室，熟睡效果相當驚人

最近剛學習「縮時睡眠」的客戶H先生高興地向我報告說：

「松本老師推薦用抹布擦拭寢室，我回到家立刻嘗試。擦拭過後感覺真的很舒服！」

不僅H先生，我也推薦其他客戶用抹布擦拭寢室。

只要這麼做就能睡得更深沉，效果極佳。

嘗試後就會發現：「自己竟然睡在滿是灰塵的房間裡！」感到大吃一驚。

床底下的灰塵會使呼吸變淺，妨礙睡眠

尤其是平時沒機會擦拭打掃的床底下，往往會累積相當驚人的灰塵。

灰塵多的環境會對睡眠帶來不良的影響。

吸入灰塵對呼吸器官有害，呼吸自然會變淺。

因為充滿灰塵的房間無法讓人放心呼吸。

呼吸變淺會打亂自律神經，無法好好放鬆。睡眠當然也會變淺。

有鼻炎及哮喘的人更是如此。

正因如此，只要像H先生一樣用抹布擦拭寢室，就會覺得很舒服。即使肉眼看不到，身體也能感受到房間環境戲劇性地變乾淨了。

尤其是用抹布擦拭乾淨後，出門一趟再回到房間，更能明顯感受到房間空氣的變化。

因此，希望各位能盡快嘗試用抹布擦拭寢室。

除了地板外，別忘了也要擦拭床底下喔。

如果有衣櫃，其上方會積灰塵，也要一併擦拭。此外，也很推薦在寢室放一台空氣清淨機。

據說因為靜電的關係，房間灰塵大多會貼在牆壁上。

不妨以用衣物柔軟精清洗的抹布乾擦，這樣就能抑制靜電，減少貼在牆壁上的灰塵。

POINT

寢室的灰塵比想像中多。

請藉由用抹布擦拭來維持寢室乾淨的狀態。

「踏板床」是最棒的床

為了養成用抹布擦拭寢室的習慣，必須擁有容易擦拭清掃的寢室。為此除了收拾房間外，建議最好重新評估床。

考慮到床底下容易積灰塵，最好常常擦拭，與其挑選床下四周圍有側板或是底部為收納空間的床，最好挑選床腳露出的床。

就露出地板的意思而言，在地板鋪棉被睡覺，起床後將棉被折好放入壁櫥收納，也是一種方法。既不會像床一樣占有一定的空間，擦拭清掃的確也較容易。

不過棉被有個問題，就是直接鋪在地板透氣性較差。若是在鋪有塌塌米的和室倒沒問題，在地板鋪棉被，無論如何都會有濕氣。

此外，棉被一直放在壁櫥內，濕氣會愈來愈重，必須經常曬棉被。

保持寢室舒適的「踏板床」

其實我最近將一直用到現在的床丟掉了。

原因是不管我再怎麼打掃床底下還是積一堆灰塵，令人厭煩。

那麼我現在怎麼睡覺呢？現在我使用的是**「踏板床」**。

踏板床是我想推薦給各位最棒的床。

這個名詞或許各位有些陌生，不過上網搜尋就會找到各家廠商發售的產品。

如字面所述，踏板床是床板（鋪棉被面）部分由踏板製成的床。

外型會根據廠商不同而異，我推薦的是沒有床腳、高度僅踏板厚度型的踏板床。

導入踏板床後，由於使用方便，我很快就愛不釋手。

為保持寢室的舒適，我敢打包票這是最棒的寢具。

下面就來介紹踏板床的優點。

踏板床

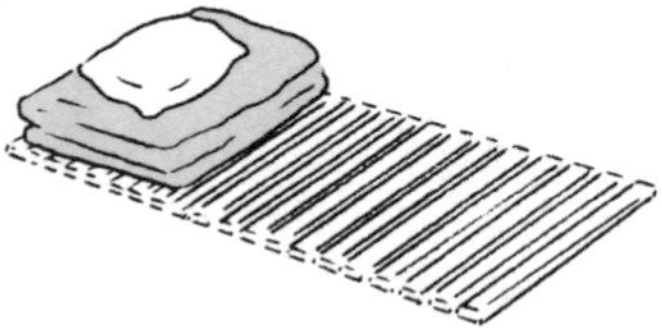

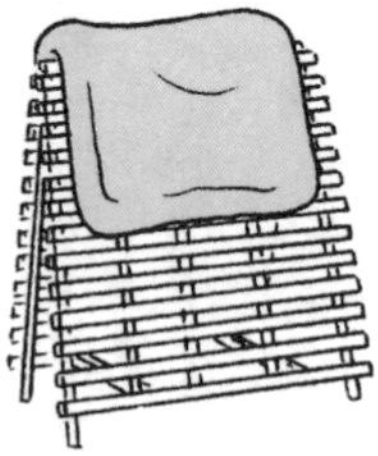

第一點，使用踏板製成，不用說，透氣性當然出色。

使用木材製成的踏板能適度吸收濕氣。只要選擇扁柏或杉木等優質木材製品，木材本身的木香自然也具有提升睡眠品質的效果。

另外一點會因踏板床的款式不同而異，**我使用的是可從正中央對折立起的踏板床。只要靠在牆壁直立收納，在房間內幾乎不占任何空間。**

既是床，不用時亦可像棉被般折疊。

住在獨立套房的人，床往往會占掉房間

相當大的面積，這款踏板床也能解決上述問題。

不僅如此。**將棉被掛在可豎立的踏板床上，就能直接當作曬棉被架。只要拿到窗邊等日照良好的地方，就能輕鬆曬棉被。**使用折疊式踏板床，就能每天擦拭地板及曬棉被了。

每個人對寢具都有自己的喜好，選擇自己睡得舒服的寢具當然再好不過。只是，若是因為床覺得房間不易打掃的話，不妨考慮購入踏板床。寢室打掃變容易了，就能輕鬆保持舒適的睡眠環境。

POINT

床很容易積灰塵。為了調整睡眠環境，建議使用「踏板床」。

「寢具價格」與「睡眠品質」不成正比的原因

前面已經跟各位介紹過「踏板床」了。

不過，有睡眠問題的人對於標榜具備「安眠」、「熟睡」等高機能的棉被與床墊應該很在意。

包括改善腰痛及肩膀痠痛等的產品在內，這類寢具大抵都價格昂貴。錢包充裕的話，對寢具可以講究，尋找適合自己的寢具。

不過實踐「縮時睡眠」並不需要用到很昂貴或是特別的寢具。應該說，真要講的話，購買昂貴寢具的順位並非最優先的。

寢具的壽命意外地短

原因在於寢具的壽命有限，在適當的時機更換新品更重要。

床墊的彈簧用久了彈性會逐漸減弱。根據睡姿的不同，在特定部位也會造成凹陷。棉被也是一樣，用久了不僅整條棉被會被壓扁，根據睡覺時姿勢的不同，會造成棉絮部分集中，不夠均勻。

另外，床墊及棉被的內部也避免不了積灰塵、長塵蟎等問題。塵蟎是引發過敏性鼻炎等的原因。

考慮到上述問題，棉被與床墊的壽命差不多是五年。

以床墊來說，每半年翻一次面、上下顛倒能稍微延長床墊壽命，儘管如此仍沒辦法用到十年。

為了整頓舒適的睡眠環境，最重要的就是以五年為基準更換新寢具。

以五年一循環更換新寢具，就會產生寢具預算的問題。

以我個人來說，我覺得選購平價、睡得舒適的寢具為佳。

POINT

最好定期更換寢具。挑選時應以睡起來舒適與否來判斷，不要被價格所迷惑。

使睡眠效率最大化的溫度與濕度

打造能順利入眠且深沉睡眠的環境之第一步，就是收拾並清潔寢室。

只要這麼做，就能感受到睡眠品質明顯改善。在此基礎上，為了更接近理想的睡眠，也得顧慮其他要素。

首先，要說明寢室的溫度及濕度應該如何調整。

寢室溫度要能意識到「有些涼」

進入睡眠時，大腦及身體的溫度會下降。在大腦不能順利冷卻下來的環境，就會無法

入睡。

在太熱的房間睡不著，或是在盛夏的夜晚難以入睡，原因就在此。

因此，基本上可以認為在太熱的房間會降低睡眠品質。

具體而言，一般說來冬季約22～23度，夏季約25～26度是睡眠的最佳室溫。

不過對冷熱的感覺會有性別及個人差異。在冷氣較強的房間裡，男性說「還是很熱」，女性則冷得披上針織衫，經常能看到這樣的場景。

因此請以前面提到的溫度為基準，將寢室溫度調整至自己覺得舒適的溫度。

至於體質較寒的人，也可以採取將室溫的暖度調整至覺得舒服的方法。**調整至身體覺得「有點涼」的程度最恰當。**

另外，除了用空調調整室溫外，透過穿睡衣及使用寢具，將溫度調整到最舒適的狀態也很重要。

夏季亦可使用感覺涼爽的冷感機能床單，冬季則使用毛茸茸的絨毛保潔墊。

POINT

寢室溫度建議調整至有點涼的程度。
除了空調外，也要調整睡衣及棉被。

溫度
・夏季：25～26℃
・冬季：22～23℃

濕度
・50～60%

重點
・夏季與冬季均設定為「有點涼」。
・對溫度的感覺有個人差異，以此溫度為中心尋找舒適的溫度即可。
・也可透過穿睡衣及使用寢具來調整溫度。

能提升睡眠品質的溫度與濕度

寢具及睡衣除了調整溫度外，肌膚觸感也要注意，記得挑選穿起來舒適的產品。

而在濕度方面，以50～60%最舒適。建議在夏季可使用空調的除濕模式，冬季則使用加濕器（或除濕機）。有鼻炎及花粉症的人亦可使用空氣清淨機。

自己動手做減少身體負擔的最棒枕頭

關於枕頭，使用貼合自己身體的枕頭比什麼都重要。

最典型不適合身體的枕頭，就是太高的枕頭。

頭固定躺在過高的位置上，說得極端點，睡覺時頸部就會懸空。如下一頁的圖片所示，肩膀與頸部及墊被之間出現空隙，使得頸部整晚呈現懸吊狀態。

身體感覺疼痛是因為枕頭的「高度」不合

早上起床之所以會覺得頸部痠痛、肩膀僵硬，很可能是因為枕頭高度不合。

即使沒有出現這些症狀，早上醒來時發現自己沒躺枕頭睡覺的人有不少，這可能是枕

枕頭太高的弊害

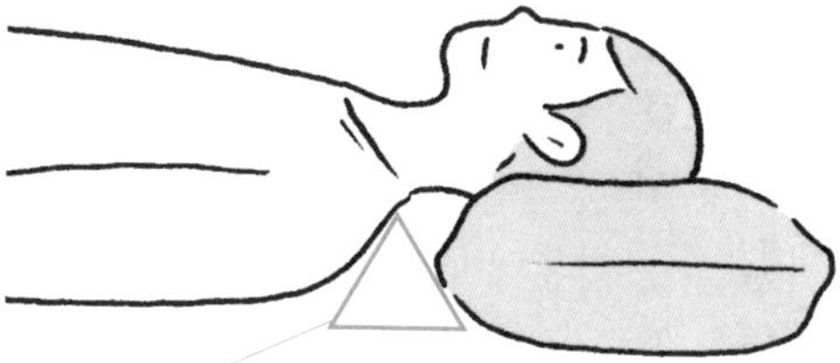

頭沒有貼合身體的緣故。

枕頭與棉被及床墊一樣，市面上售有眾多標榜高機能且昂貴的商品。儘管這些商品都不錯，不過最重要的還是跟自己身體的契合度。

以我為例，某家國外品牌的高級枕頭就是跟我的身體不夠貼合。

有飯店等導入該品牌的枕頭，因此我偶爾會使用，不過每次躺頸部都會疼痛。評價再高的枕頭都有可能出現這種情況。

還有一種方法，但是價格會比較高，也就是訂做貼合自己身體曲線的枕頭。如果能做出滿意的枕頭當然最好，但也常發生高度適中素材卻不佳的情況，使用一陣子後若發現「還是有些不對勁」，就會白白浪費了大錢。

枕頭的壽命也有限，必須抱著再好的枕頭也不能用一輩子的想法。

有鑒於上述問題，我推薦還沒找到合適枕頭者的方法是，**在現在使用的枕頭下點工夫，自製貼合身體曲線的枕頭。**

在本書中，前面幾章多次提到了毛巾的運用。**下面介紹的自製枕頭也是用毛巾就能輕鬆完成。**接著就來介紹製作方法。

1 — 準備一條浴巾（太薄的話準備2條）。
2 — 將浴巾由內向外捲起來。
3 — 將捲好的浴巾緊靠在枕頭前方。
4 — 與浴巾組合好後使之貼合頸部（想增高可多捲幾圈，想降低可以少捲幾圈）。

自製貼合身體曲線枕頭的方法

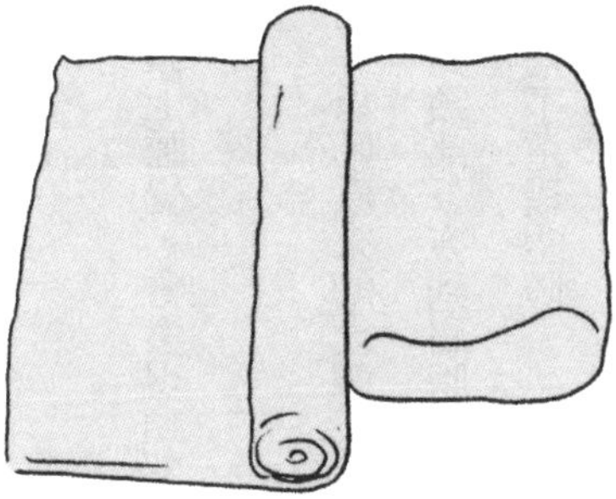

將一端捲起的浴巾緊靠在枕頭前方。

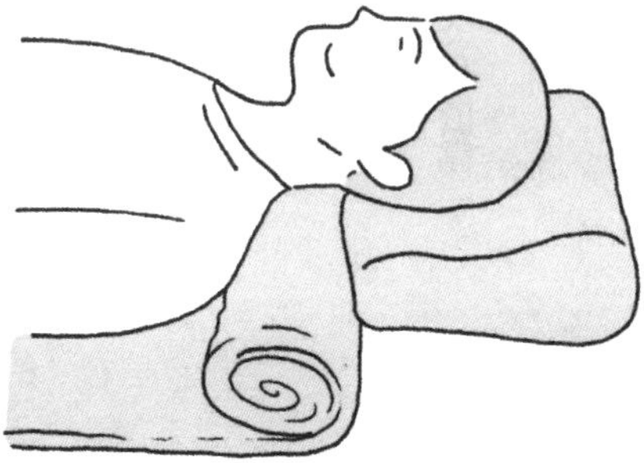

頸部與墊被之間的縫隙得以填補，就能減輕對身體的負擔。

像這樣完成的枕頭就能以浴巾捲起來的厚度填補頸部、肩膀與墊被之間的空隙。這種形狀是重點。

實際躺在這個枕頭上睡覺，會發現頸部曲線與枕頭緊密貼合。

接著將浴巾拿開，只躺原來的枕頭。

這時應該會感覺到頸部下方到肩膀下方一帶空空的，沒有依靠。

這是因為浴巾填補了這段空隙。

重點在於填補頸部、肩膀與墊被之間的空隙

這個自製枕頭的構想相當單純。

首先是從下方支撐頸部。

如前所述，不合適的枕頭大多高度太高。枕頭以下頸部會呈現懸空狀態，對頸部造成負擔。藉由浴巾來填補頸部與墊被之間的空隙，就能使頸部保持輕鬆狀態。

另一點是從下方支撐肩膀。

在第3章跟各位提過，有駝背傾向的人相當多。駝背時肩膀會往前傾。睡覺時，肩膀就會呈現稍微浮起的狀態。**肩膀維持浮起狀態，表示肩膀周圍的肌肉持續維持緊張狀態。這樣會妨礙安眠。**因此，以浴巾填補肩膀與墊被之間的隙縫，就能輕鬆入睡。

像這樣，藉由支撐頸部與肩膀就能產生絕佳的貼合感。

用這種方法就能藉由捲浴巾的圈數來調整高度。請配合頸部長度及使用枕頭的高度，尋找最適當的高度。

另外，若覺得仰躺不舒服，無論如何得側躺才睡得著，建議可以製作抱枕。

POINT

要注意填補枕頭與頸部、肩膀及墊被之間的縫隙。

用棉被做的抱枕

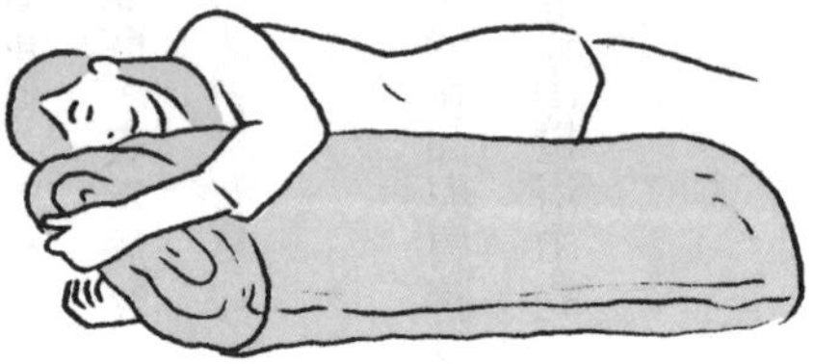

有抱枕的話，上方的手腳就有地方可靠，可紓解肌肉的緊張。**作法很簡單。如上圖所示，將棉被捲起後以繩子打結綁緊即可。**這麼一來，即使側睡也能減少身體負擔，可放鬆入睡，在出差及旅行地也能簡單製作。

最適合寢室的香氛是？

想要將寢室營造成能夠放鬆的環境，善用香氛也相當有效。下面就為各位簡單介紹。

購買香氛精油請到專賣店

在研討會及講課時，我感覺男性參加者當中在家點薰香的人有逐漸增加的趨勢。

根據腦科學研究，已逐漸闡明嗅覺與感情及記憶等有著密切的關係。而芳香療法的健康效果，在醫療領域也正式受到注目。

在日本，芳療用品被當作雜貨，在國外則是一門近乎醫療的學問，在大學實施相關教

育，以精神科為首的醫師也會對患者進行芳香療法。

芳香精油當中，有幾款精油能幫助改善睡眠。雖非實踐「縮時睡眠」的必須物品，若有興趣不妨善加運用。

下面介紹幾款具有安眠效果的芳香精油。

想要放鬆鎮靜，推薦選用**「薰衣草精油」**。

「羅馬洋甘菊精油」具有神經性鎮痛作用，適合頭痛或神經痛的人。對眼睛疲勞也很有效。

據說**「乳香精油」**對呼吸系統相當有效。呼吸較淺者使用後就能深度呼吸，獲得放鬆。我原本呼吸系統也很虛弱，因此經常使用。

一般芳香精油的用法有在薰香台加熱，或是使用香氛水氧機這種專用器具使精油揮發，亦可使用更簡便的用法。

可在面紙上滴1滴精油放在枕邊，亦可在馬克杯滴約3滴精油後倒入熱水使用。

我有時也會直接將精油滴在枕頭巾上。

有一點希望各位注意，那就是一定要使用真正的芳香精油。

聽到「真正的」三個字，一臉疑惑的人一定很多。

的確，飄著薰衣草香的精油也能在百圓商店購買。**可是，這種便宜的商品是使用化學香料所製成，並非真正從植物成分萃取的芳香精油。也就是不具備芳療效果。**

想購買真正的芳香精油，去芳療專賣店購買準沒錯。

此外，儘管芳香精油具有安眠效果，不過每個人對於香味有好惡之分，最好不要使用不喜歡的精油。使用自己喜歡的芳香精油即可。

附帶一提，芳香精油當中亦有具備與安眠完全相反、幫助早起效果的類型。

像是「檸檬精油」等柑橘類及「薄荷精油」等。

能提高注意力、使頭腦清晰的「迷迭香香油」等，其香味也能促進清醒。

雖說是喜歡的香味，但是在寢室使用這類芳香精油的話就會妨礙睡眠，要請各位多加

注意。

如同本章所介紹的，睡眠環境與眾多要素都有關係。一旦講究起來就會沒完沒了，打造理想的寢室可以說是樂趣多多。

話雖如此，不管怎麼說最優先的事就是收拾房間。首先，請以在清潔整齊的房間睡覺為目標。

在下一章，我們將稍微擴大範圍，廣泛介紹實踐「縮時睡眠」有效且能立刻實行的生活習慣。

POINT

最重要的就是放鬆身心。
一起打造舒適的環境吧。

第5章

大幅提升睡眠「品質」的11個習慣

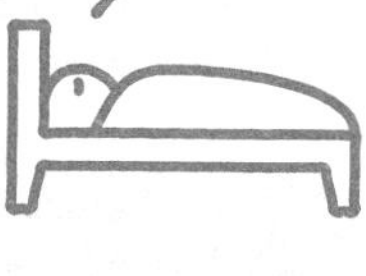

「小習慣」的日積月累能夠改變睡眠

如同前面解說過的，想透過「縮時睡眠」法來提高睡眠品質，必須具備「消除大腦疲倦」、「改善血液循環」、「調整睡眠環境」三大要素。

為此在生活中的各方面，實踐維持良好睡眠的習慣就很重要。話雖如此，也不用想得太難。

實踐「縮時睡眠」的生活，就是每天日常生活中小習慣的日積月累。

本章將分成早上、下午、夜晚三部分，介紹改變睡眠的11個習慣。

習慣 1

假日時也在同一時間起床

無法獲得良好睡眠的人，無論如何在假日總是會很晚起床。為了彌補平日睡眠不足，才會睡那麼久。

我本身在睡眠品質低的時期，平日與假日的睡眠時間差距相當極端。假日時常睡超過12小時以上。

儘管睡了很長時間，若睡眠品質低就不能說是「有睡飽」，這點相信大家都已經明白。**靠假日「補眠」並不能恢復腦部與身體的疲勞**。

假日睡到過中午才起床，造成身體倦怠、心情低落、沒精神等不良影響，有過經驗的人應該不下少數。睡太久後，也有人會感到頭痛或身體各處關節疼痛。

更糟的是，平日與假日睡眠的節奏一改變，就會打亂生理時鐘。

平常早上7點起床，假日卻睡到快中午。這樣的生活持續下去，身體就會搞不清楚何時該起床，何時該入睡。這麼一來，自律神經就會紊亂，心理狀態及身體狀況也會惡化。

請將這種情況當作一種時差症候群來看。

這麼一來，晚上到了該上床的時間卻不想睡、睡不著、早上起不來、白天為睡意來襲所苦……最後就會演變成不易入睡也不易起床的體質了。

為防止這種情況，就要調整生理時鐘。為此，養成假日也要與平日同一時間起床的習慣很重要。

「今天是假日，我想好好睡一覺……」這種心情我能明白，但正因為是假日，所以更要正常起床。到了夜晚自然就會想睡，養成這種生活節奏，結束假日後的生活才會充滿活力。

習慣 2

調整生理時鐘的早晨行動

調整生理時鐘的方法除了每天同一時間起床外，還有別的方法。只要意識到以下兩個重點，改變度過早上時間的方式，就能調整生理時鐘。

1 起床後立刻沐浴陽光

首先，早上起床後立刻沐浴在陽光下。

人體可藉由沐浴早晨陽光重啟生理時鐘。雖會因人而異，但在此按下清醒的開關，過了14～16小時後到了夜晚，身體就會分泌「褪黑素」，使人想睡。

藉由沐浴早晨的陽光，就能重設清醒與睡眠循環。

因此，希望各位在早上起床後能馬上打開窗簾，沐浴陽光。
就算遇到陰天或是雨天，沐浴早晨的光線一樣有意義。

2 吃早餐

另一點就是吃早餐。

因為讓腸胃蠕動也能重啟生理時鐘。

話雖如此，也有人早上沒食欲，不需要勉強自己吃很多。
吃一根香蕉也行，打一杯思慕昔飲用也不錯，優格也很好入口。堅果類隨手一抓就能吃，營養也相當豐富，非常推薦。

早上什麼都沒進食的人，上午往往會無精打采，有想睡的傾向。與其說是營養不足，應該說由於腸胃沒有蠕動，身體還沒完全清醒。

早上起床後，最好稍微吃些不會過度造成腸胃負擔且好入喉的食物。這樣身體就會完全清醒，同時調整生理時鐘。

習慣 3

起床後喝一杯水

養成早起後喝一杯水的習慣吧。這不僅具有幫助腸胃蠕動的效果，還有另一項重要意義。

人在睡覺期間會大量冒汗。因此，請將起床時當作處於脫水症狀或是接近脫水症狀的狀態。

睡眠時間較長的人，相對的就會流失大量水分。

脫水症狀對整個身體來說有害無益，其中受到影響最深刻的就是大腦。

腦部水分不足的話，就會降低思考力與集中力。早上最需要水分的就是大腦，最好盡快補充水分。

另外，這時喝水時最好飲用常溫水。喝冷水會使身體降溫，過於刺激。喝熱開水也可以。

讀者當中應該也有不少人早上只喝一杯咖啡就出門。咖啡具有醒腦效果，只要不過量，喝咖啡也不是件壞事。

只是起床後，在胃部空著的狀態突然喝咖啡會有點過度刺激，咖啡亦具有利尿作用，因此不適合用來補充水分。

此外，咖啡具有成癮性，很可能導致不喝咖啡就沒辦法醒腦。

早上起床後最好先喝一杯水，然後再喝咖啡為佳。

其實睡得好或不好，早起時某種程度上就已經決定了。

藉由每天在固定時間起床，使大腦與身體完全清醒，不僅能改變白天的行動，夜晚當然也會變得容易入睡。

早上的生活習慣可以打造良好的睡眠。

習慣 4

15分鐘的強力小睡（午睡）能顯著提升下午的工作效率

最近小睡作為睡眠改善的手法也受到注目。

常聽人說，夜晚睡眠時間縮短或是為提高工作的生產性，最好短時間小睡一會。

事實上，短時間小睡的效果相當驚人。在實踐「縮時睡眠」後，請各位務必養成小睡的習慣。

在我經營的沙龍，絕大多數客戶的感想是：「小睡一會後確實比較輕鬆。」

對商務人士而言，找時間小睡並不容易。為提高員工的工作效率，在公司內設置小睡室的先進公司逐漸增加，但仍屬少數。

在自己的座位午睡也是一個選項，但有的職場容許午睡，有的職場不准午睡。

相信有不少人認為：「雖然知道小睡的效果，實際上卻很難執行。」

下面就要介紹連處在不方便小睡環境的人也能實踐且實際的小睡方式，那就是**「強力小睡（power-nap）」**。

在這之前，首先說明強力小睡的方法。

時間以下午（12～15點）的15分鐘為最佳。最長請以30分鐘為限。睡超過30分鐘後就會進入真正的睡眠。這麼一來，就得花時間才能清醒，甭說是提升下午的工作效率，反倒會暫時發呆一陣子。

此外，小睡太久會影響晚上的睡眠，變得睡不著，甚至睡眠變淺。

客戶F小姐經營美甲沙龍。F小姐原本是睡眠時間過長型，過著連午睡也要睡1～2小時的生活。睡得這麼多，睡眠品質卻很低，無法消除疲勞，總是很想睡，這讓她相當煩惱。

因此，我建議F小姐將小睡時間改成15分鐘。

另外，我還告訴她：**「不需要躺著，只要坐在椅子上閉目養神就可以了。」**

像這樣改善小睡的方式後，效果立即顯現。F小姐說：「比起之前午睡2個小時，現在身體變得很輕鬆。」

她還表示，工作時不再想睡覺，注意力也提高了。

有效的小睡不二法則，就是短時間就結束。

因此小睡時，為避免睡過頭，一定要設鬧鐘，這是基本原則。

另外，我也很推薦最近相當有名的方法，叫做「咖啡小睡」。

咖啡所含咖啡因的醒腦效果，在飲用後30分鐘左右會出現。

小睡前先喝一杯咖啡，睡醒時咖啡因就會起作用，這樣就能順利清醒了。

像這樣，若能好好小睡15～30分鐘是最好的，不過前面提過，有不少人處在無法小睡的環境。

即便沒有能夠進行所謂「小睡」的環境，還是可以進行強力小睡。

首先，雖說是小睡，也不一定要躺著才能睡。坐在椅子上閉目養神一樣很有效。

近二十年左右，我們的生活朝著過度使用視覺及腦力的方向起了大變化。清醒時來自電腦及智慧手機的藍光照射眼睛，文字資訊大量輸入大腦中。

在第2章眼睛疲勞的對策中已經詳細介紹過，眼睛被稱為「露出的大腦」。可見視神經與腦部有著密切的關係。

這是因為清醒時及睜眼時，大腦一直在工作，腦部才會累積疲勞。

正因如此，光是閉著眼睛就能讓大腦與眼睛休息。**強力小睡不一定要睡覺，只是閉著眼睛同樣有效。**

只是坐在椅子上閉目養神的話，即使在辦公室的座位上也能進行強力小睡。若是業務員等經常外出的人，也可以將搭電車的移動時間拿來進行強力小睡。

若想改變午休時間，也可以利用離峰時段的咖啡廳等。

在這當中，還是有連上述方法都很難辦到的人。像是在忙碌的職場中，只要稍微閉起眼睛就會遭人白眼，或是忙得幾乎沒有午休時間等，處在上述環境的人也不用急著放棄。

這種情況下可以到個別廁所，閉眼休息3分鐘即可。光是這樣也能讓身體變得輕鬆些。

無論如何，希望各位不要被只有躺著睡才叫小睡的刻板印象所侷限，用可行的方法聰明實踐強力小睡。

習慣 5

通勤時的小運動能幫助進入深度睡眠

活動身體的當天睡得特別好，這點任誰都能切身體會。

在提高睡眠品質上，養成每天適度運動的習慣效果相當好。

這裡所說的運動並非激烈的運動。做些日常生活就能做的快走及伸展操等輕運動就足夠了。

應該說，雖說以前缺乏運動，但突然就挑戰激烈運動也是個問題。

最近，在經營者等所謂「能幹的」商務人士之間，興趣是跑全馬及鐵人三項的人似乎增加了。

這類激烈運動當然對身心有正面效果，練習後的爽快感更是比什麼都讓人愈罷不能。

不過從改善睡眠的觀點來看，不見得盡是正面效果。

這是因為腎上腺素全開、挑戰極限的運動，本身就是造成腦疲勞的原因。這點從與缺乏運動無緣的頂級運動員常為失眠所苦就能明白。

話雖如此，現實當中有上述「過度激烈」之虞的人仍屬少數。

睡眠品質低的人絕大多數平時沒有運動習慣，這才是問題。不妨在日常生活中，不需勉強地稍微做些運動吧。

可是，當我建議客戶「養成運動習慣」時，常得到「沒那種時間」的反應。我不禁想，既然有時間看手機玩遊戲，應該也能稍微撥出時間運動吧……但我刻意不說。

想在忙碌的生活中運動，不要一開始就撥出一段時間，最好先從將運動融入生活中做起。

比方說，通勤時或跑外勤時若有走路的機會，即可拿來充當快走的時間。

雖說是走路，不過彎腰駝背、步履蹣跚不能算是運動。請將背部挺直，用大腿快走。

正確的走路方式

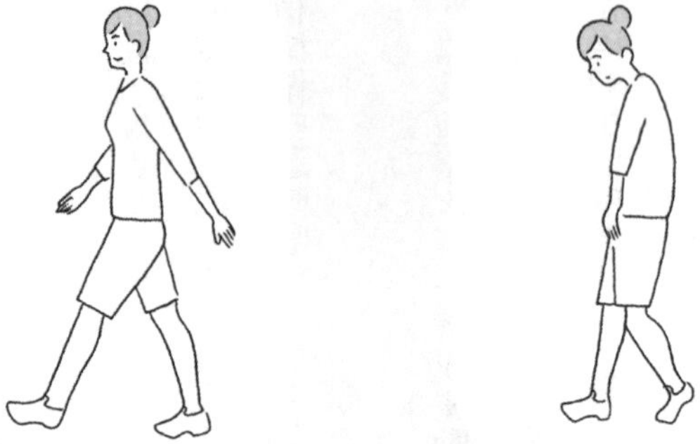

背部挺直，用大腿快走。

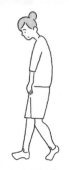

不可彎腰駝背，步履蹣跚。

想像以心窩為身體的重心，從腹部跨出步伐。

實際嘗試後就會明白，以這種方式走路不僅能打開胸部，胸肌與背肌也能充分運作。更甭說會用到下半身肌肉了。

以良好的姿勢走路，就是使用全身肌肉的最好運動。不僅能改善睡眠，還能剷除多餘的贅肉，使肌肉緊實，甚至改變體型。

從事文書工作為主的人，可以在工作之餘轉動肩膀。

在第3章提過，轉動肩膀能鬆弛因久坐而僵化的肩胛骨周圍及橫隔膜。

沒時間走路的人亦可以按揉小腿，也很有效。如前所述，小腿與心臟一樣，扮演促進血液循環的幫浦角色。

不能進行快走等運動時，按揉小腿就能改善血液循環。

為了增加日常生活中的運動量，不妨積極使用樓梯。爬樓梯也是一樣，磨磨蹭蹭、步履蹣跚地上樓梯會使效果減半。要伸直背肌，打開胸部，以良好的姿勢爬樓梯。

維持良好的姿勢也能提升心情。

隨著以良好姿勢生活的時間增加，心理狀態也會愈來愈好。

習慣 6

注意營養，選吃抗氧化食物

在我經營的沙龍，也有提供為睡眠所苦的客戶營養諮詢服務。

使用醫師所開發的測量套件檢查客戶的營養狀態後發現，幾乎所有人的營養狀態都有問題。

大多情況都是缺乏維他命。據說缺乏維他命會造成腦疲勞、沒精神、抑鬱等心理狀態不適。

即使攝取足夠分量的飲食，內容卻偏重某一類食物，導致某種營養失調，這樣的人不下少數。因為忙碌而依賴超商及速食食品的人，很難從飲食中攝取必須的維他命及礦物質。

此外，充滿壓力的生活容易引發維他命群的消耗，這也會造成營養缺乏。**無法獲得良**

好睡眠的原因之一，就在於沒有充分攝取營養。

那麼，該如何改善飲食生活才好？

100％自己動手煮、食材選用有機食材……儘管在營養方面這樣的飲食生活相當理想，不過對於忙碌的商務人士而言，改成上述飲食生活並不實際。

午餐也不可能完全不去超商或速食店用餐。

想要改善營養狀態，在過去飲食生活的延長線上盡量做出最好的選擇，這才是聰明的戰略。

舉例來說——

- **在超商不要總是買便當，改成以沙拉為主的餐點組合。**
- **午餐不要選購拉麵或蓋飯類等單項餐點，改點定食套餐。**
- **選擇每日替換菜色的定食套餐並增添變化，像是吃肉的隔天改吃魚等。**

- **將嘴饞時吃的點心改成杏仁、核桃等堅果類。**
- **增加吃蔬菜的機會。**
- **不喝含糖飲料，改喝水或茶。**

諸如此類。

簡而言之，就是養成以「重視健康的人會做何選擇？」為基準挑選餐點的習慣。

這麼一來，營養狀態就會逐漸好轉。

平時除了注意挑選餐點的方法外，另一方面，積極攝取含「抗氧化」效果的食品也很重要。

因工作等感到壓力時就會累積活性氧，使腦部氧化。請將這裡所說的腦部氧化，當成與前面多次提過的腦疲勞幾乎相同的現象即可。為防止腦部氧化，具抗氧化作用的食物就能派上用場。

含抗氧化作用的食品有**大蒜（尤其是發酵過的黑蒜頭）、綠黃色蔬菜、芝麻、堅果類**

大蒜（尤其是黑蒜頭）
蘋果
綠黃色蔬菜
奇異果
芝麻
堅果類
椰子油
甜椒

抗氧化作用高的食品

及椰子油等。

另外，**博士茶**的抗氧化性也很高，可用來代替水及茶飲用。

關於飲食的建議，最後我要多加一點。

截至目前為止，我曾幫許多客戶做過營養諮詢。從經驗上來看，大多人的營養都攝取不足，因此我推薦「豬肝」。

豬肝含豐富的維他命及蛋白質等，個人認為是「補充現代人飲食生活所缺乏營養素的最強食品」。

怕吃豬肝的人不少，還是希望各位能每週找1～2次機會吃豬肝。

習慣 7

喝酒時飲用等量的醒酒水

少量酒精能成為良藥，喝多了會有使睡眠變淺的作用。想要提高睡眠品質，盡量節制飲酒才是正確的。

話雖如此，有時會出現基於工作上的交流不得不喝酒的場面。此外，愉快地飲酒也能夠紓壓，偶爾小酌一番也不錯。

因此，最好學會不會造成身體負擔的聰明飲酒方式。

先說在前頭，有種飲酒方式我絕對不推薦。那就是睡前酒。即為了助眠所喝的酒。為睡眠所苦的人當中，也有「不喝酒就睡不著」的人。然而，睡前酒的習慣一定要戒掉。

飲酒後的確會出現想睡覺的現象。不過，這並不是真正的入眠。**請將這種情況當作大腦被酒精麻痺所產生的一種昏睡現象。這並不是真正的睡眠，因此酒精代謝掉後就會在半夜醒來。**

你以為「喝酒就能睡著」，實際上喝酒會造成淺眠。

此外，酒精亦具有促進脫水的作用。前面已經說明過，脫水後受創最大的是腦部。這一點是不可遺漏的風險。

不僅如此，睡前飲酒就表示睡覺期間肝臟仍在工作，持續進行分解酒精的作業。這麼一來，好不容易睡著了卻仍無法消除身體疲勞。結果白天就會感到疲勞，睡意襲來。**長期維持喝睡前酒的習慣，會使腦部與身體累積疲勞**，睡眠品質也會每況愈下。這麼一來，為了睡著就得飲用更多酒精。因此睡前酒也是通往酒精依存症的道路。

若有喝睡前酒的習慣，請務必戒除。

即使不是喝睡前酒，喝酒後馬上睡覺也不好。

喝完酒，請於1小時，可以的話最好2小時後再睡覺。空出時間使酒精分解、代謝掉後再睡，才會睡得熟。

還有一點，想要聰明飲酒請務必養成這個習慣，那就是喝與酒等量的醒酒水（水）。

除了威士忌等烈酒外，不論是喝啤酒、紅酒還是日本酒，總之喝酒時一定要一併喝下等量的水。

與水一起飲用能預防酒精造成的脫水症狀，身體進行分解、代謝酒精時也會變輕鬆。

還有預防飲酒過度的效果。

習慣 8

晚餐時避免攝取過多醣類

常聽到實踐「縮時睡眠」的客戶跟我反應：「晚餐避免攝取醣類後，晚上變得很好睡。」

自從限醣飲食流行以來，以減肥為主要目的，減少食用米飯及麵類等醣類的人逐漸增加。

從睡眠的觀點來看，晚上攝取過量醣類有害無益。

原因是醣類分解相當花時間。若睡前攝取過多醣類，就跟酒精一樣，睡覺時內臟必須「上大夜班」，結果造成淺眠。

此外，血糖值上升及因分解醣類導致缺乏維他命等，也會對睡眠造成不良影響。

因此晚餐時避免攝取過多醣類，對睡眠可說是極佳的選擇。

話雖如此，也不能視醣類為眼中釘。

每個人的生活模式及飲食偏好各有不同，也有人晚餐一定要吃白米飯。有時晚上也會與家人或朋友到外頭好吃的咖哩或烏龍麵店用餐。

沒必要勉強自己完全戒掉醣類。

攝取醣類時只要注意別攝取過量，像是「避免再來一碗」或「不吃大碗白飯」等即可。

另外，與酒精一樣，攝取醣類後一定要過一段時間後再睡覺。

晚餐最晚在就寢前3小時一定要用畢。若是不得不很晚才用晚餐，就改吃少量好消化的食物。

習慣 9

在上床睡覺的90分鐘前入浴

入浴能促進血液循環，消除壓力。在安眠上也有不錯的效果，因此希望各位不要只淋浴，最好養成慢慢泡澡的習慣。

為提高入浴效果，請注意洗澡的時機。

睡前90分鐘是最好的入浴時機。

這與人的入眠機制有關。

在第4章已經說明過，**想要順利入睡必須讓大腦及身體降溫**。

睡覺時，大腦及身體的溫度，即所謂「深部溫度」會下降。在大腦無法順利冷卻的環境下，就會睡不著。

洗完澡全身變暖後，腦部的溫度當然會升高。這時腦部冷卻需要花一段時間。入浴後直接上床睡覺會沒辦法馬上入睡。

因此在入浴後，可以的話等過90分鐘，至少得過了60分鐘後，腦部溫度下降時再上床睡覺才是最好的。

有時會有較晚回家，或是入浴後等不了90分鐘就想睡的時候。在這種情況下，可以改變入浴方式。

即改在溫度40度以下的熱水短時間（10分鐘以內）泡澡。這樣體溫不會上升太多，腦部也較容易冷卻，就能縮短到上床為止的間隔時間。

此外，也很推薦邊淋浴邊泡足湯。

入浴後得隔90分鐘才能就寢或許很難辦到，請以往習慣「洗完澡後馬上就寢」的人抱持著**「入浴後不要馬上就寢，留時間讓腦部冷卻」的意識**。

藉由有意識地留時間讓腦部冷卻，就能體會到變得較好入睡。

附帶一提，我針對入浴時間提供建議給客戶G小姐時，出現了意料之外的副產物。

G小姐家中有年幼的小孩。以前她總是叮嚀小孩說「洗完澡後趕緊睡覺」，哄睡小孩卻煞費苦心。

她說：「我遵照松本小姐給的建議，讓小孩在晚餐前洗澡，晚餐後過一會才睡，結果小孩馬上就睡著了。」

聽完G小姐的話後我發現到一點，即向來習慣入浴後馬上睡覺的人居多，可能是受到孩提時被教導「在洗澡水冷掉前趕快睡覺」的影響。

在腦科學上，最佳的入眠時機就是腦部呈現「洗澡水涼掉」狀態的時候。

請在最佳時機入浴，發揮最好的效果。

習慣 10

調整腸道狀況

如前所述，腸道被稱作「第二大腦」，與大腦機能及心理狀態的運作息息相關。

在腸道會製造出各式各樣在腦內活動的荷爾蒙。**其中與睡眠有關、最重要的就是「血清素」及「褪黑素」**。

血清素素有「幸福荷爾蒙」之稱，具有舒緩壓力的作用。若腸內環境惡化、血清素的分泌減少，就會感到焦躁，嚴重時甚至還會導致憂鬱狀態。當然也容易囤積腦疲勞。

褪黑素簡單來說，就是「睡眠荷爾蒙」。是讓人容易入眠、睡得深沉所不可或缺的荷爾蒙。腸道狀況變差、褪黑素的分泌減少，就會導致睡眠品質下降。

不僅如此，腸道也會大幅影響血液循環。因為負責吸收人體攝取的營養，透過血液將營養輸送到全身上下的，就是腸道。

換句話說，「縮時睡眠」的兩大要素「消除大腦疲倦」及「改善血液循環」都與腸道有關。

若想改善睡眠，就要養成調整腸道狀況的習慣。

具體方法有下列兩種。

1 — 使用蒸毛巾溫暖腸道

2 — 按摩腸道

1 — 使用蒸毛巾溫暖腸道

這個方法一點也不難。**與放鬆頭部、眼睛及頸部時一樣，只須用蒸毛巾熱敷腹部即可**。除了寒冬時期外，我也請客戶在酷熱的盛夏嘗試熱敷，得到的感想以「很舒服」、「不僅呼吸變深，而且能放鬆」等居多。這表示不分季節，只要腸道冷卻了，腸道蠕動就會變慢的人不下少數。

這個習慣既簡單而且立刻見效，請務必嘗試。

2 按摩腸道

腸道按摩先從檢查腹部硬度開始。

首先如下頁圖片所示，假設腹部上有8個點。

接著從①到⑧依序按壓。

將雙手掌心重疊，用食指、中指、無名指三根手指溫柔按壓。

先按壓右側的鼠蹊部（①），其次是肚臍右側（②），接著是右方肋骨下方1公分處（③）……。

像這樣依序按壓這8點，若有感覺很硬或是疼痛的部位要記起來。

大多人感覺最痛及僵硬的部位是心窩。積壓已久的人這個部位有容易變硬的傾向。

容易下痢或便祕的人，以7的鼠蹊部感覺疼痛的人居多。

腸道按摩

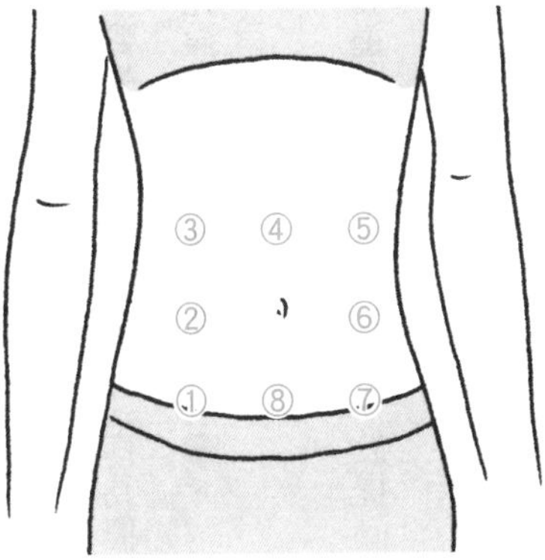

使用三根手指，依照①～⑧號的順序邊吸氣邊輕輕按壓10次，接著邊吐氣邊按壓10次。

檢查完腹部硬度後，就要開始按摩了。與剛才一樣，從①到⑧依序按摩。同樣將雙手掌心重疊，使用三根手指來按摩。

首先邊慢慢吸氣，邊按壓10次。如同挖土般輕柔搖動的感覺。不需太用力。尤其是感覺疼痛時不要勉強按壓。

接著邊吐氣，同樣按壓10次。

吸氣按壓10次，吐氣按壓10次。如此為一循環，重複3次。

請依照①～⑧的順序進行按摩。

按摩完後，剛才覺得很硬或疼痛的部位再按壓一次。應該能感覺到腹部比剛才軟了些。這表示腸道狀況好轉了。

感覺不到變化的人，表示腹部極為僵硬。這種情況，請持續每天按摩，不要著急。

剛洗完澡身體溫熱時最適合按摩。

調整腸道狀況的主要目的，在於提高活動於腦部的荷爾蒙分泌，改善血液循環，此外也有其他效果。

比方說，排便變順暢，容易變冷、發胖的體質也會慢慢產生變化。

此外，還具有恢復疲勞囤積時等衰退的免疫力效果，請務必養成腸道按摩的習慣。

習慣 11

將深夜時操作電腦及手機的習慣改成讀書

在就寢前，躺上床後仍會玩手機遊戲、觀看影片或是檢視郵件的人應該不下少數吧。也有不少人將工作帶回家，直到深夜仍忙著在電腦前作業。

前面已經再三跟各位提過，手機、平板電腦及電腦所發出的「藍光」會造成眼睛極大的負擔。

藍光帶來的弊害不少，在睡眠關係方面，藍光等同於「白天的光」造成了問題。

在準備入睡的時間帶沐浴大量白天的光線，會使大腦認知「現在是白天」，因而清醒進入活動模式。

一旦大腦進入這種狀態，即使閉上眼睛想睡覺，到大腦切換成睡眠模式也得花上好一段時間。

這樣的結果就會造成睡不好，睡眠也會變淺。

如前所述，我請所有客戶測量自己睡眠的深度。看完測量資料後，我詢問他們在睡得特別淺的當天晚上如何度過，得到的回答大多是「睡前一直在電腦前工作」、「躺在床上玩手機」等。

想要順利入眠且睡得深沈，睡前最好別暴露在藍光下。為此，必須要遠離手機、平板電腦及電腦。

話雖如此，也別太過神經質。

可以用手機定鬧鐘或是聽音樂。「縮時睡眠」也很推薦使用智慧手機的APP來測量睡眠深度。

我不是要限制大家「晚上絕對不能看手機及電腦」，那樣一點也不實際。

應該要改變度過夜晚時間的方式。

亦即將過去玩手機遊戲、在電腦前作業的時間，替換成不會暴露在藍光下的活動。

比方說，養成睡前讀書的習慣如何？據說現代人上網的時間增加，讀書時間卻相對減少。邊改善睡眠邊增加讀書量，會對人生帶來極大的好處。

除了讀書外，我也很推薦寫字。亦即就寢前在筆記本寫日記的時間。

在第2章中，我推薦各位進行「輸出不安→改寫」、冥想、邊聽音樂邊放鬆及感謝時間等活動作為腦疲勞對策。這些活動也不會暴露在藍光下，最適合在睡前時間進行。

另外，若能實踐前面介紹過的伸展操及消除眼睛疲勞按摩等，就不用擔心晚上時間沒事做。

不自覺地看手機及電腦到深夜的根本原因，與回家後沒有完全切換開關不無關係。

即便在家也會在意工作的事，想要連繫工作及其周邊事務，因此才會上網機器不離手。

比較起來，朝九晚五的上班族擅長切換開關的人較多，經營者及自僱者則以「24小時工作模式」居多。

不管再怎麼忙碌，回到家後就要切換開關，享受休息時間。

只要能順利切換開關，看手機及電腦到深夜的行為自然就會減少。

這麼一來就能獲得良好睡眠，隔天工作的效率也會提升。從長遠來看，這樣才能做好工作。

想要順利切換開關，不妨運用冥想及聽自然音放鬆等活動。

本章介紹了11個提升睡眠品質的習慣。

相信各位應該都能想像如何度過實踐「縮時睡眠」理想的一天。

不過，本章所介紹的習慣不用一開始就全部實施。

首先從2到3個，或是從1個習慣開始做起也行。請從簡單、覺得不錯的習慣開始嘗試。

將新生活習慣融入生活中，覺得對睡眠有良好影響，自然會想進一步改善生活。這時再嘗試新的習慣。

讓我們一起自然而然地，逐步接近「縮時睡眠」吧。

卷末附錄

為了實踐並持續「縮時睡眠」

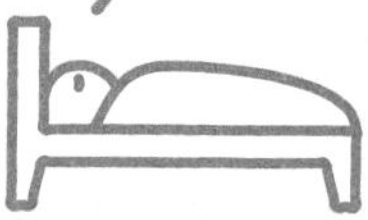

「縮時睡眠」非一日可成

在前面的章節已經跟各位說明實踐「縮時睡眠」的基本方法。

1 — **消除大腦疲倦**

2 — **改善血液循環**

3 — **調整睡眠環境**

以睡眠改善三大要素為目的，透過改變生活習慣，打造睡得深沉不賴床的大腦與體質。

整頓並維持舒適睡眠的環境。

這些都必須要持之以恆。

前面介紹過的方法當中，也有許多立即見效的方法。可是，想在有限的時間獲得優質睡眠、提高工作效率並增加自由時間，亦即實現「縮時睡眠」，得花費相當的時間。

此外，即便養成好習慣，睡眠品質有所提升，也得注意避免重蹈覆轍的「反彈」。而改善睡眠的過程中最大的難關，是早上能否成功起床。

在卷末附錄中，除了介紹如何自然而然地實踐與維持「縮時睡眠」的幾種技巧外，也會說明如何在早晨神清氣爽起床的清醒訣竅。

持續測量睡眠深度以防反彈

即使每天努力限制飲食及運動，若努力的成果無法測量就會提不起幹勁來。

就算成功減重，若因一時疏忽懶得量體重，減肥的意識會變薄弱，體重就容易反彈回升。

改善睡眠也是一樣。

透過改變生活習慣、整頓睡眠環境，漸漸能睡得深沉，在這過程中可以體會到成就感。想要持續維持一度好轉的睡眠品質，就需要能夠測量、記錄睡眠品質的工具。

因此，希望各位能夠運用「序」中曾介紹過測量睡眠深度用的APP。

我本身就在使用，也推薦客戶使用的APP叫做**「Sleep Cycle」**，兼具記錄睡眠及鬧

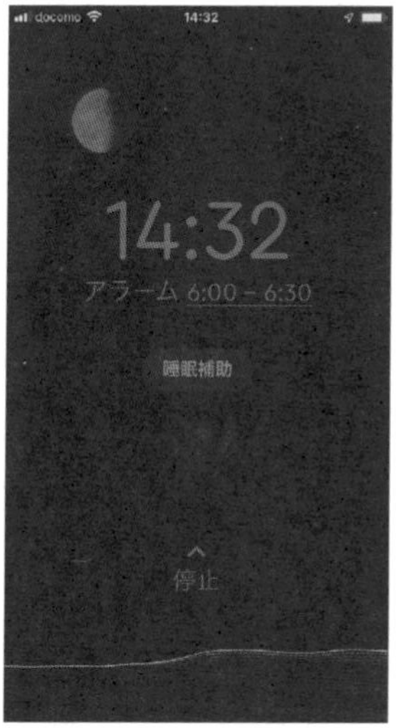

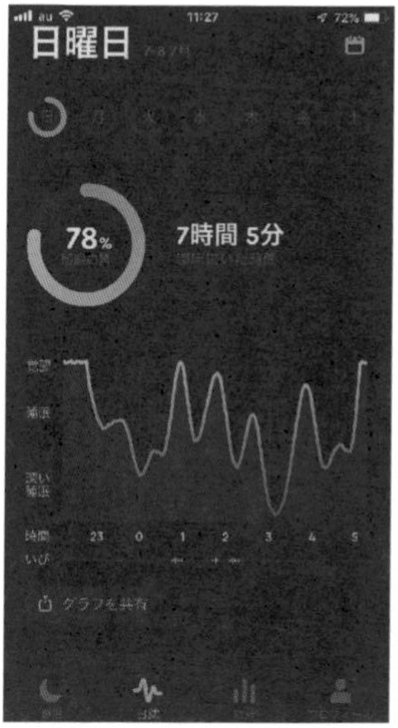

鈴功能。上圖為該APP的界面。

使用方法很簡單，只要將智慧手機放在枕邊，就能測量睡眠時間、起床時間及睡眠深度等。

除此之外，還有眾多能與智能手錶或佩帶在身上測量活動量的機器等連動，可測量記錄睡眠深度的工具。

各位可依照個人偏好，選用哪種工具來測量都可以。

重要的是使用同一種工具持續監控睡眠。

透過實踐「縮時睡眠」法，看著睡眠曲

線有如挖掘地面般逐漸變深也頗有意思。

相反地，在淺眠的時候，也能藉此發現到「昨晚不該在電腦前作業到這麼晚」等問題點。

偷懶沒做伸展操及深蹲時，看到睡眠曲線出現偷懶帶來的不良影響，就會重新燃起幹勁努力做訓練。

早上安排行程

「我想改善睡眠品質，可是早上怎樣都起不來……」有這種感覺的人應該不下少數。

我本身在習得「縮時睡眠」前也非常不擅長早起，所以能夠體會「再睡1分鐘就好」而一直按鬧鐘貪睡鈕的心情。

儘管多睡一下既不能消除疲勞，也不能神清氣爽地起床，還是會忍不住拖拖拉拉睡到最後一刻。

話雖如此，只要一早有安排外出釣魚或打高爾夫球等活動，即使是這類人也能夠早起。

因旅行得趕搭早晨第一班飛機時，平時都是睡到早上7點的人也會在天快亮時起床。

頻繁邀我舉行演講的經營者群組，從早晨5點就開始活動。經營者當中喜歡早起的人原本就很多，只要參加這類聚會，即便是不擅長早起的人也不得不起床。

到頭來，比起睡眠是否充足，意志力才是能夠早起與否的主因。

即使平時意志力不夠，只要有排定行程，特別是與人有約時就能起得來。這是因為害怕爽約而失去信賴的恐懼成了起床的強制力。

當然，若是期待已久的約定自然會興高采烈地起床。

因此，不妨將早上安排行程作為實現早起的方法。理由很簡單，只要有預定行程就能起得來。

舉例來說，最近在商務人士之間很流行「晨活」。諸如早晨開始的讀書會、學習會、研討會等，只要搜尋一定能找到合乎自己興趣的活動，不妨嘗試看看參加這類聚會。

更棒的方法就是自己主辦晨活活動。這麼一來肯定能以自己有興趣的領域為主題，身為主辦者當然也不能遲到或休息。

喜歡運動的人也可以邀朋友一起上健身房（現在到處都有24小時營業，早上也能去的健身房）或是跑步也不錯。

重點是，早晨安排的行程盡量以與他人的約會為主。

或許有人會認為既然要早起，就想一個人讀書或學習、打掃房間及做家事，或是想提早出門工作；若要運動，一個人運動會更輕鬆。

這些人在排早上行程時，可能會排「5點起床讀書」、「6點起床在上班前快走」等一個人就能做的計畫。

這樣當然也行，問題是「與自己有約」的強制力就是比較弱。

我跟我的客戶說「請在早上安排行程」時，也有人會安排「早上早起工作」、「享受個人興趣的時間」等行程。**不過遺憾的是，若非意志力相當堅定，為了「與自己有約」而早起很難持之以恆。**

比方說即使早晨5點鬧鈴一響，就會以「好想睡，今天就算了」、「昨天太晚睡」為藉口睡回籠覺。

想用「與自己有約」為動力養成早起習慣，現實上是很難實現的。

若想一個人充分善用時間，可以等習慣早起後再考慮，總之為了養成早起的習慣，利用與他人有約建立習慣才是聰明的作法。

一般可能會認為「不可能每天早上都跟人有約」。的確沒錯。不過這不成問題。

說起來，本來就沒必要突然開始過著每天早起的生活。

我反倒推薦各位每週至少一天在早上安排行程並早起。

比方說參加每週一次的晨活學習會，在心理上的難度就比較低。

就算一週只有早起一天，也算是成功體驗。

以往每天總是睡到最後一刻，現在卻能在諸如早晨5點起來度過活動性的一天。即便只有達成一次實績，也會讓人產生小小的自信。

假使每週早起一天，持續一年後就會產生極大的自信。自己也會由衷地覺得：「我可以早起，早起活動讓人神清氣爽。」屆時再增加早起的天數就好。

總之，先從累積小小成功經驗做起。為此，請試著在早晨安排與他人約會。

我本身也有主辦跑步與快走的活動。

另外，若覺得強制力不夠強，建議利用社交軟體等工具來幫助早起。

前面提到過，我與學習並實踐「縮時睡眠」的「畢業生」在ＬＩＮＥ建立一個早上打招呼的群組。

群組名稱是「早晨5點起床團」，約早晨5點左右時群組成員就會紛紛上線留言：「早安，今天也一起加油吧！」

成員當中也會出現「最近有些偷懶沒早起」的人，不過看到其他成員精神奕奕地於早晨5點起床後，也會將心情轉換成「我也要好好加油」。新加入的成員也會受到刺激。

這種群組的存在，成了維持早起習慣的支撐。

如果在熟人當中找到想建立早起習慣的夥伴，就可以採用建立ＬＩＮＥ群組，或是在臉書每天留言取代早上打招呼的方法，這也不失為一種手段。

即便沒有相互監視或提醒，光是擁有朝著相同的目的一同努力的夥伴，就能成為持之以恆的動力。各位不妨考慮邀請家人朋友等周遭人們一起來實踐「縮時睡眠」。

不要孤軍奮戰，運用與人之間的聯繫相互幫助或合作，才是養成早起習慣的訣竅。

準備多種避開「回籠覺陷阱」的手段

「縮時睡眠」的直接目標是在短時間獲得優質睡眠，增加自由時間提高工作效率，使人生更多姿多彩。

好不容易提早醒來，卻藉口「時間還早」睡回籠覺，那就失去改善睡眠的意義了。只要睡眠品質提高，睡得深沉，早上自然能神清氣爽地起床。

另一方面，正因早上起得來，晚上才能順利入眠。

因此，確實早起在實踐及維持「縮時睡眠」上就顯得相當重要。

在前面的章節已經介紹過幾種能有效早起的習慣。

話雖如此，人類這種動物就算實踐了早起的習慣，還是會輸給回籠覺的誘惑。逃離回籠覺陷阱的手段愈多愈好。

下面繼續介紹幾種早起技巧。

1 再次確認睡回籠覺毫無意義

睡回籠覺的確很舒服。

可是，除了舒服之外還有什麼意義？

雖然已經醒來了，想到離上班時間還稍有餘裕，心想「我還沒睡夠」，又繼續睡回籠覺。這種情況下，會因為睡到最後一刻覺得「睡得很飽」而心滿意足嗎？恐怕不會。

到頭來，只會因睡不夠而睡眠惺忪，不得不手忙腳亂地準備出門。因為睡回籠覺並不會提升睡眠的滿足感。

事實上，回籠覺並非優質睡眠。睡眠惺忪地醒來，然後又睡得不夠深沉，因此在消除大腦及身體疲勞上根本毫無意義。

以用餐來比喻，就如同吃沒營養的零食一樣。吃完的確會很快樂，但也僅只於此。

讓我們再次確認這一點：睡回籠覺既不能消除昨日累積的疲勞，也無法提升今日的工作效率。

2　在容易起床的時間點設鬧鐘

智慧手機的鬧鈴APP當中，有種可測量睡眠深度，在淺眠時喚醒人的APP。前面介紹過的「Sleep Cycle」也有這種功能，可在設定鬧鈴的10～45分範圍內（APP建議範圍為30分鐘），尋找睡眠變淺的時間叫醒人。

換言之，由於鬧鈴是在容易起床的時間響，較不易輸給回籠覺的誘惑。還能減少在深度睡眠時聽到噪音時的不快感，也是其優點之一。

3　藉由呼吸法醒來

腹式深呼吸能讓人放鬆睡覺。相反地，淺而快速的呼吸則會讓人清醒。**醒來後，不妨試著「喝喝喝喝」地快速呼吸。**這樣能使交感神經處於優位，呈現興奮狀態，自然就容易清醒。在下午想睡覺或是想讓腦袋清醒開始工作時，亦可使用這種技巧。

4

活動肌肉

使肌肉收縮，身體就會從放鬆狀態轉為緊張狀態，自然就會清醒。

醒來後，不妨在被窩裡活動肌肉。

先從手部開始。雙手手掌握拳再張開，反覆做出石頭、剪刀、石頭、剪刀的動作。

其次是足部。與手部一樣，活動兩腳腳趾反覆做出石頭、剪刀、石頭、剪刀的動作。難度略高於手部，卻能增強刺激。

接著維持仰躺姿勢，將單腳膝蓋拉到胸前做伸展操。左右兩腳都要做。

然後在棉被上左右翻滾。

活動到這裡，應該已經相當清醒了。最後伸展四肢再起床。

5

發出聲音

相信大家都有被電話吵醒的經驗，起初腦袋還很模糊，講話一段時間後頭腦就會逐漸清醒。發出聲音也有幫助清醒的效果。

養成醒來後就出聲的習慣。

早晨是一天的開始，最好能說些諸如「早安」、「今天也要好好加油」、「今天也是美好的一天」等積極向前的話。

與家人一起睡的人，可能會羞於說出正面積極的話。這種情況可以改說「好了，起床吧」。

不過，諸如「真不想去公司」之類負面的話最好避開。

6 按摩

在第2章跟各位介紹過有效消除腦疲勞的顱骨按摩。

以稍感疼痛的力道來按摩，就能消除睡意。

此外，想睡到睜不開眼睛時，做第2章中介紹消除眼睛疲勞的按摩也很有效。同樣也是用略強的力道來按壓。

7 總之先離開被窩及床鋪

無論如何都想睡回籠覺時，總之先離開床鋪及被窩吧。

最糟糕的情況下，可能會躺在床底下睡回籠覺，甚至躺在沙發繼續睡。**儘管如此，離開床鋪還是能提高起床的可能性**。

8 想像想做的事

剛睡醒來腦袋一片模糊時，意識還沒完全進行運作。

有個善用這種狀態讓人清醒的方法。

事先在筆記本寫下今後想達成的目標及想做的事等，並放在枕邊。醒來後馬上翻閱這本筆記本。

當意識照常運作時，即便訂立目標，腦中也會浮現懷疑的看法。比方說，即使訂立「年收入1億日圓」的目標，也不禁會想「無論如何絕對不可能」。

剛睡醒思考尚未完全運作時，腦中不會出現冷靜懷疑的想法。而是老實地將「年收入一億日圓」的目標記起來。

因此真的會覺得該目標一定能實現，腦中也會浮現達成目標的路徑。

這麼一來就會心情雀躍，興奮得醒過來。

以上介紹八種技巧。當然，用不著每種技巧都嘗試。你可以從中選擇幾種加以組合，來脫離回籠覺的陷阱。

早上醒來時，我也會有「好想睡」、「再讓我多睡一會」的感覺。

這時腦中就會浮現擅長早起的祖母的口頭禪：

「不管是現在起床還是晚點起床，反正都會覺得想睡。」

這句話讓我印象深刻，直至現在一直是我早起的動力。成功早起不睡回籠覺的基本概念，就是出自這句話。

決定早上的例行公事

戰勝了「還想再睡一會」的誘惑，設法爬出被窩後，還有一個習慣能幫助順利進行接下來的活動。

那就是決定早上的例行公事。

也就是事先決定離開床鋪到出門上班這段期間的行動「動線」，每天早上一成不變的例行行動。

比方說：

1 ― 離開床鋪

2 ― 打開窗簾

3 ― 去廁所

4——刷牙洗臉

5——換衣服

6——喝水

……諸如此類，也就是事先決定自己早上的行動行程。

剛睡醒的這段期間，任誰都昏昏欲睡，腦袋還沒運轉。這時若是不知道「接下來要做什麼？」腦袋就會一片混亂。

猶豫不決或是下決定時會用到腦力。這麼一來就會降低腦部血液循環，反倒使人愈來愈想睡，說不定還會輸給睡回籠覺的誘惑。

這一點，只要事先決定好起床後一成不變的特定行動，即使腦袋轉不過來也能不經思考就行動。**在行動的過程中，包括腦部在內全身上下的血液循環變好，睡意頓消，自然會徹底清醒。**

相信有不少人已經實踐「決定早上的例行公事」、「每天按照同樣的動線行動」等習慣。

其中也有人平時沒有將這些習慣意識為「例行公事」，後來才想到：「這麼說起來，其實我每天早上都是做同樣的事才出門上班。」

愈是早上爬不起來、睡到最後一刻的人，愈得在有限的時間內做好出門準備。這種人也會在不知不覺間學會有體系的例行公事。

或是在夫婦都有工作、必須幫小孩打理好送到托兒所的雙薪家庭，早上就是「戰場」。正因如此，更得事先決定好以分鐘為單位規劃的例行公事才行。

像這樣若已有既定的例行公事，請務必善加運用。為了早上能早點起床，今後可以善用睡到最後一刻的體系化例行公事。

例如提早30分鐘起床，按照與現在一樣的例行公事行動，早晨就能從容不迫並以沉穩的心情展開一天的生活，不僅工作有效率，也能提高「明天也要早起」的幹勁。

抱著「沒有每天成功早起也沒關係」的想法

客戶I先生是保險公司的業務員。他的工作需要做出成果，也得顧慮到與客戶之間的關係，相當繁重。

他想在忙碌的生活中有效運用早晨時間，因此在3個月前就開始來上「縮時睡眠」的課程。

以前I先生都是在早上8點起床。

現在，他每天鬧鐘都設定在早上5點55分。就寢時間介於半夜0點～1點之間，睡眠時間約5～6小時。

自從開始早起後，早上6點起的1～2小時是I先生的自由時間。這段時間可用來集中思緒，重新評估一天的行程或是設定目標等，因此也順利提升工作效率。

話雖如此，I先生並沒有每天準時在5點55分起床。

「我並沒有百分百達成目標。一週約5天準時起床，剩下2天會稍微小酌一下……這時就覺得『算了，沒關係』。」

他也有起不來的時候，像是喝酒後的隔天早晨。不過一週7天已經有5天能準時起床。

這樣的結果，I先生的工作效率肯定會提升。

為了每天早起，雖然I先生說「我還在挑戰中」，卻能感覺到他對現在的成果相當滿意。

想要實踐「縮時睡眠」，必須要有彈性。即便有起不來的時候，也不算失敗。

別說一週5天，即便一週1天能夠早起就算有進步。藉由感受到小而確實的進步，自然就會產生向前邁進的幹勁。

不要一開始就以理想睡眠為目標，讓我們以改善睡眠為目標，並為現實的成果感到高興吧。

「我一直有必須睡足7小時才能提升工作效率的刻板印象，不過聽完松本小姐的講課後我改變了看法，不再抱持『必須睡足幾小時』的觀念了。」

I先生如是說。

若能理解「縮時睡眠」的觀念，消除對睡眠的刻板印象，就能改變一天的度過方式。過去會認為「因為睡眠不足，今天整天都泡湯了」，其實只要秉持「盡己所能」的態度就能繼續行動。這麼一來，當天晚上就能熟睡，產生良性循環。

睡得好的人能在清醒時發揮高工作效率。白天積極活動的人，晚上就能順利進入深度睡眠。

良好的睡眠、高工作效率都與上述良性循環有著密切的關係。

不論白天、中午或夜晚，都應該因時制宜。如此不斷循環，就能實踐「縮時睡眠」。

結語

至今我看過許多實踐「縮時睡眠」法的客戶。

在這當中，我感受到有許多人透過睡眠改變了生活方式。

獲得優質睡眠後，工作效率自然就會提升，但不僅於此。

有人找到真正想做的事，

成功轉職；

有人想尋求新工作天地而飛往海外；

也有人自行創業；

有人過去是工作狂，現在找到了能盡情享受的興趣。

有人則變得重視與家人相處的時間。

諸如此類，每個人出現的變化各有不同。不過這些人的共通之點就是生活過得更充實，朝著幸福的方向跨出一大步。

「縮時睡眠」是能直接改善睡眠品質的睡眠法。

若能在有限的時間獲得優質睡眠，不僅身心狀況會好轉，也能提高工作效率。

這麼一來，就會增加自由運用的時間。

有多餘的時間挑戰新事物，挑戰的熱情也會跟著提高。

不僅消極的心態會自然而然變積極，身體也變得健康，行動力也會隨之提高。

有目標的人只要改變態度就能加速達成目標。

更重要的是，藉由調整心態及身體，能夠豐富心靈。

只要擁有豐富的心靈，就能夠享受人生。

即使做著與昨天一樣的工作，過著平凡無奇的日常生活，也能從中發現生活的喜悅。

學習與實踐「縮時睡眠」的最終目的，就是實現你的豐富人生。

或許各位會覺得這個目標過於遠大。不過，為了達此目標應該做的事，就是本書所介紹的小小習慣的日積月累。

希望各位無須勉強，充滿期待地逐一嘗試能做的事。

誠摯希望本書無論何時都能伴你身旁幫助你。

非常感謝各位讀到最後。

作者

【作者簡介】

松本美榮

◉——睡眠治療師。睡眠排毒、姿勢美矯正沙龍「Prosper Beauty」的經營者。

◉一曾任職於生髮診所、曾任美容師，2013年於表參道開設姿勢美矯正沙龍「Prosper Beauty」。開業之初，由於獨自包辦所有業務，導致睡眠不足搞壞身體。以此為契機，開始研究可在短時間內消除疲勞的睡眠法。以自身為實驗台嘗遍各種方法，終於開發出將睡眠效率提升至極限、能在短時間消除疲勞的「縮時睡眠」法。開始在自身經營的沙龍提供「縮時睡眠」睡眠法服務後，在經營者及各專業人士等生活繁忙的商務人士之間備受好評。

◉一現在以「讓更多人因睡眠變化感受到人生的豐富精彩」為目標，除了在沙龍提供施術及講座外，也前往企業舉辦演講及研討會，至今已解決了超過5000人以上的睡眠相關煩惱。以「能提昇工作效率，在工作上展現成果」、「時間及心情上游刃有餘」等口碑，深受眾多客戶鼎力支持。

〈Prosper Beauty 官網〉
http://prosperbeauty-aoyama.com/

〈作者臉書粉絲頁〉
http://www.facebook.com/prosper.beauty.aoyama/

縮時睡眠

出　　版／楓葉社文化事業有限公司
地　　址／新北市板橋區信義路163巷3號10樓
郵政劃撥／19907596 楓書坊文化出版社
網　　址／www.maplebook.com.tw
電　　話／02-2957-6096
傳　　真／02-2957-6435
作　　者／松本美榮
翻　　譯／黃琳雅
責任編輯／王綺
內文排版／楊亞容
港澳經銷／泛華發行代理有限公司
定　　價／350元
初版日期／2021年4月

國家圖書館出版品預行編目資料

縮時睡眠 / 松本美榮作 ; 黃琳雅翻譯. -- 初版. -- 新北市 : 楓葉社文化事業有限公司, 2021.04　面 ;　公分

ISBN 978-986-370-265-8（平裝）

1. 睡眠 2. 健康法

411.77　　110001367